微信扫码获取配套视频资源

教学视频：

专家悉心讲解拔罐操作手法，帮你快速掌握于法要领。

微信群：

为读者打造线上共同学习中医传统疗法的微信社群，与全国读者分享心得体会、交流学习经验。

如何领取线上学习资源？
无需下载，免去注册，省时提效

1. 微信点击"扫一扫"；
2. 扫描左侧二维码；
3. 关注"青岛出版社微服务"公众号。

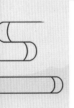

如何加入微信群？

1. 微信点击"扫一扫"；
2. 扫描左侧二维码；
3. 根据提示加入微信群；
4. 回复关键字，获取更多增值服务。

零基础学拔罐

成向东 ◎ 主编

青岛出版社
QINGDAO PUBLISHING HOUSE

图书在版编目（CIP）数据

零基础学拔罐 / 成向东主编 . —青岛：青岛出版社，2019.9
ISBN 978-7-5552-8342-3

Ⅰ . ①零… Ⅱ . ①成… Ⅲ . ①拔罐疗法－基本知识Ⅳ . ① R244.3

中国版本图书馆 CIP 数据核字（2019）第 119651 号

《零基础学拔罐》编委会

主　　编：成向东

副主编：吴　琼　石艳芳　张　伟

编委会：石　沛　赵永利　姚　莹　王艳清　杨　丹　李　迪

　　　　余　梅　熊　珊

书　　名	零基础学拔罐 LING JICHU XUE BAGUAN
出版发行	青岛出版社
社　　址	青岛市海尔路 182 号（266061）
本社网址	http://www.qdpub.com
邮购电话	13335059110　0532- 68068026
策划编辑	刘晓艳
责任编辑	袁　贞
封面设计	曹雨晨
印　　刷	青岛北琪精密制造有限公司
出版日期	2019 年 9 月第 1 版　2019 年 9 月第 1 次印刷
开　　本	16 开（710mm×1010mm）
印　　张	13
字　　数	150 千
图　　数	150 幅
书　　号	ISBN 978-7-5552-8342-3
定　　价	45.00 元

编校印装质量、盗版监督服务电话　4006532017　0532-68068638

建议陈列类别：中医保健类

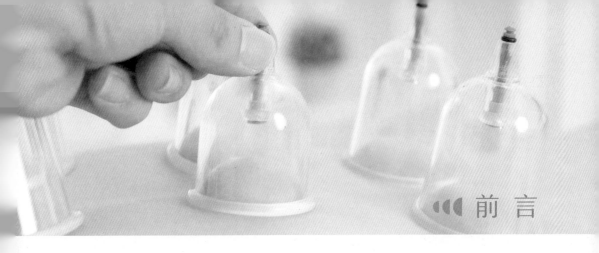

拔罐是祖国医学宝贵遗产之一，在我国民间使用很久了，俗称"拔罐子""吸筒"，在《本草纲目拾遗》中叫作"火罐气"，《外科正宗》中又叫"拔筒法"。拔罐疗法以罐作工具，借助热力或用抽气等方法排出罐内的空气以产生负压，使其吸拔于穴位或患处，通过负压和温热刺激来调治疾病。

中医认为，拔罐能够疏通经络、调理气血、散寒除湿、调整机体的阴阳平衡，从而达到保健和调治疾病的目的。拔罐疗法的应用范围很广泛，在临床上经常用来调治内科、外科、妇科、男科、儿科、皮肤科、五官科等各科室常见疾病，而且疗效显著，对各种慢性病的调治效果尤佳。

为了让读者熟悉拔罐治病的方法，并能在生活中实践运用，我们编写了《零基础学拔罐》一书。全书分为九章，教给读者用拔罐防病、祛病、养生的方法。

第一章，介绍拔罐基础知识，让您了解拔罐的体位、方法、宜忌等常识。第二章，重点介绍人体的14条经脉，让您了解身体的经络穴位。第三、第四章，介绍拔罐的七大养生功效和亚健康的调理，让疾病远离您。第五、第六章，介绍常见内科、外科疾病的拔罐疗法，呵护您的身心健康。第七章，介绍男性疾病的拔罐调理方法，赶走常见男性病。第八章，从女性常见疾病入手，详细介绍拔罐疗法，内调外养，关爱女性健康。第九章，介绍美容养颜的拔罐秘方，让女性朋友拔出美丽、拔出健康。

相信此书的精心奉送，能让您和家人都获得丰富的拔罐知识、找到养生祛病的方法，给您和家人带来更多的健康与快乐。

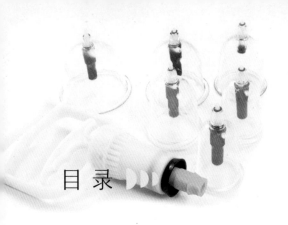

目 录

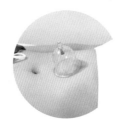
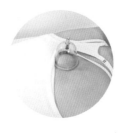
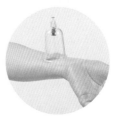

疏经活络，从头到脚都健康

防治未病，改善亚健康状态

内调外养，消除常见女性病

补养气血，恢复美丽容颜

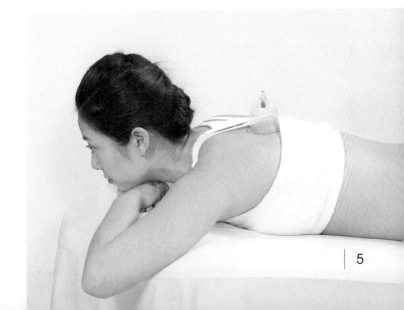

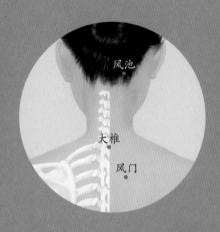

风池

大椎

风门

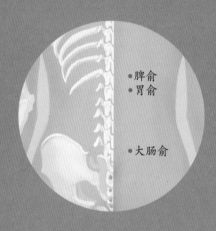

脾俞
胃俞

大肠俞

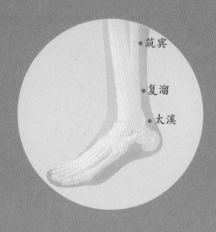

筑宾

复溜

太溪

第1章

拔罐

入门基础知识

拔罐是一种传统的中医疗法，小小的罐子通过对体表特定部位的吸拔，不仅能够治病，还有很好的保健作用，是家庭医疗保健必备的好方法。拔罐前，了解一些基础知识很有必要。

拔罐对身体有哪些好处

▶ 提高身体免疫力

拔罐也称吸筒疗法，是以罐为工具，借用燃烧、抽吸等方法排出罐内空气，使之吸附于肌肤表面穴位或患病部位的一种外治疗法。因拔罐过程中皮肤组织被罐子吸吮而引起高度充血，吸拔部位及其周围的肌肉、血管和神经呈兴奋状态，引起血管扩张，血流加速，新陈代谢旺盛；毛细血管通透性加大，从而使局部血液瘀滞现象消除。同时组织间的营养也得到补充，局部组织弹力及脏器机能增强。因此，可以提高身体对疾病的抵抗能力，促使疾病逐渐达到痊愈。

▶ 调节生理功能

拔罐疗法会使局部血管破裂，一部分血液流入皮肤深处，而发生溶血刺激，随即产生一种类组胺物质，随体液周流全身，刺激各个器官，对身体产生调节生理功能的作用。

▶ 通经活络、行气活血

中医认为气血不能疏通、经络闭阻是引起疾病的原因。拔罐疗法在局部实施刺激，可以起到疏通经络气血、温中逐寒、祛风除湿和散邪的作用，从而达到治疗疾病的目的。

拔罐疗法适用范围较广。常用于风、寒、湿、痹、痛等病症，也用于神经麻痹、脏腑功能失调等，涉及内、外、妇、儿、五官等科。一般用于实证效果更为明显。现如今拔罐疗法因其操作简便、经济、病人无痛苦，而且疗效显著，深受人们欢迎。

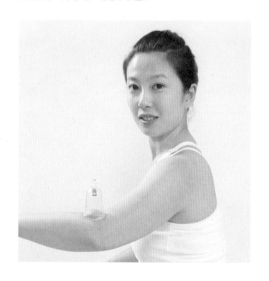

拔罐方法有哪些

◗ 罐体吸附方法

火罐法

火罐法的原理是利用点火燃烧时的热力使罐内的气体膨胀而排除罐内部分空气，使罐内形成负压而吸附于皮肤上。其吸拔力的大小与罐具、罐内燃火及施术技巧等诸多因素有关。常用的有以下几种方法：

闪火法： 用镊子夹住95%酒精棉球（酒精不可太多，以湿润为度），点燃后在火罐内壁中段绕1～2圈，或短暂停留后，迅速退出并及时将罐扣在施术部位上。此法比较安全，且不受体位限制，临床最常用。留罐、走罐及刺络拔罐时多用此法。

投火法： 将薄纸卷成纸卷，或裁成纸条后点燃，燃烧到1/3时，投入罐内，然后迅速将罐扣在施术部位。此法温热之力及吸力均优于闪火法，但需技术娴熟才不致灼伤皮肤。留罐时可用此法。初学投火法，可在拔罐部位放一层湿纸以免灼伤皮肤，但可能影响疗效。

贴棉法： 直径2厘米左右的棉花浸少量浓度95%酒精后贴在玻璃罐内壁的中段，以火柴点燃棉花后，将罐扣在施术部位上，即可吸住。注意酒精不可过多，以免烧伤皮肤。

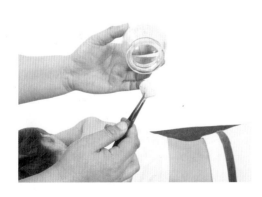

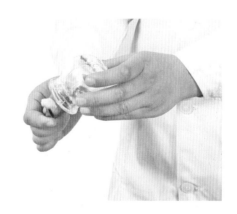

抽气法

先将备好的抽气罐紧扣在需拔罐的部位上，用抽气筒将罐内的空气抽出，使之产生所需负压，即能吸住，此法适用于各个部位拔罐。

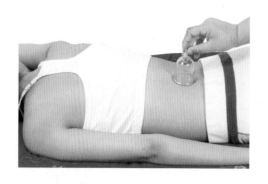

水罐法

一般是先用5～10枚完好无损的竹罐，放在锅内加水煮沸，用镊子将罐口朝下夹出，倒干罐内液体，迅速用热毛巾扪紧罐口，待罐口冷却至人体能接受的程度后将罐扣在拔罐部位。

若事先将配制好的药物（多为疏风活血通络的中草药）装入布袋内，扎紧袋口，放入清水中煮至适当浓度，再把竹罐放入药液内煮15分钟，即为药罐。使用时，按水罐法吸拔在治疗部位上，多用于风湿痹痛等病症。

滴酒法

向玻璃罐内壁中部滴1～3滴95%酒精，将罐子转动一周，以使酒精均匀地附着在内壁上。用火点燃后，将罐口朝下，迅速扣在拔罐部位上。注意酒精不可滴入过多且罐口不要沾酒精，以免拔罐时流出烧伤皮肤。

架火法

即用不易燃烧、不易传热的物体，如瓶盖、小酒盅等（直径要小于罐口）置于施术部位，将95%酒精数滴或酒精棉球置瓶盖上或小酒盅内，用火点燃，将罐迅速扣下。

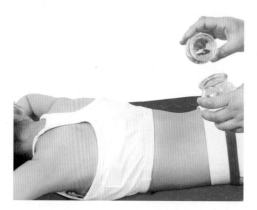

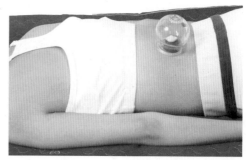

拔罐的应用方法

留罐法

留罐法，又称坐罐法，是指将罐具吸拔在皮肤上留置 10 ～ 15 分钟，然后将罐起下，是最常用的拔罐方法。

走罐法

走罐法，又称推罐法，先在拔罐部位涂上凡士林等润滑剂，再用前面提到的吸附方法将罐吸住，然后手握罐体按照一定路线来回推动，直到走罐部位皮肤充血甚至瘀血时，将罐取下。本法适用于背部、腰部等面积较大、肌肉丰厚的部位。

闪罐法

闪罐法是将罐吸附于选定部位后立即取下，再迅速吸附、取下，如此反复进行，直至皮肤潮红。本法多用于局部麻木、疼痛等情况，尤适用于不宜留罐的部位。

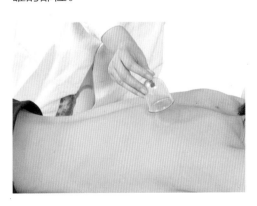

刺络拔罐法

刺络拔罐法是先局部消毒，再用三棱针点刺或皮肤针叩刺出血后在出血部位拔罐、留罐，以增强刺血治疗的效果。适用于各种急慢性软组织损伤、神经性皮炎、皮肤瘙痒、丹毒等。

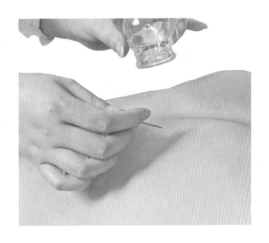

留针拔罐法

留针拔罐法是先用毫针针刺得气后留针，再以毫针为中心，加用拔罐并留置 10 ～ 15 分钟。此法适用于风湿痹证等。

拔罐疗法须遵循的原则

拔罐选择穴位要以经络学说、脏腑理论作为指导，遵循选穴的原则。拔罐疗法的穴位有经穴、奇穴、阿是穴（病位压痛明显处）。一般来说，往往采用以一个起主要治疗作用的穴位为主穴，另一个或几个穴位为配穴的治疗方法。哪痛拔哪的治疗原则是阿是穴原则。

背部排罐原则

背部排罐是在脊柱两侧穴位上拔罐的方法，拔罐时由于脊柱两侧的穴位大体依五脏六腑的位置上下排列而得名。背部排罐对预防和治疗脏腑疾病均有较好的效果。

区域拔罐原则

拔罐疗法的罐口部位是一个区域面，而针灸穴位是一个点。罐口部位易掌握，而针灸穴位较难被大多数人掌握。所以，在治疗上可以采用区域拔罐，而不是在特定穴位拔罐，易被大多数人掌握。

配合中药拔罐治疗原则

目的是减轻拔罐刺激及加强拔罐效果，这样透穴给药，直达病灶，充分发挥药物的疗效，临床治疗疾病可收到事半功倍的效果。

循经走罐原则

一般来说，走罐的方向是根据肌肉、神经走向及长期经验总结出来的，也可循经拔罐。就是在有经络循行的地方，拔罐沿着十二经脉循行路线方向行走。

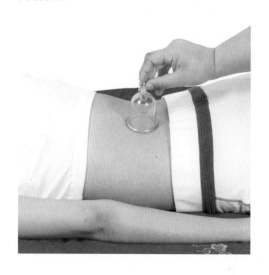

拔罐的注意事项有哪些

》注意事项

◎拔罐时室内应保持温暖，避开风口，防止患者受凉。患者应选择舒适的体位，否则留罐时患者改变体位，容易使罐具脱落。

◎受术者过饱、过饥、酒后、过度疲劳或剧烈运动后不宜拔罐，待上述状况改变后再拔。

◎拔罐时应根据患者需拔罐的不同部位，选择不同口径的火罐。一般宜选择肌肉丰满、富有弹性、没有毛发和无骨骼及关节凹凸的部位进行拔罐，以防掉罐。

◎拔罐时的操作动作要迅速而轻巧，做到稳、准、轻、快。罐内的负压与扣罐的时机、动作的快慢、火力的大小、罐具的大小直接相关。只有掌握好操作技巧，才能将罐拔紧，罐内负压适宜。

◎拔罐数目多少要适宜，一般都采取单穴拔罐、双穴双罐法，罐多时罐间距离不宜太近，以免牵拉皮肤产生疼痛或相互挤压而脱罐。

◎使用针罐时，需注意拔罐会使皮肤突起、肌肉收缩，加之罐底部的撞压，容易使针体弯曲或针尖的深度增加，尤其是胸背部的穴位，容易造成气胸，故胸背部慎用此法。

◎初次治疗的病人，年老体弱者，儿童及神经紧张、空腹等人群以选择小罐为宜，拔罐时间宜短，负压力量宜小，手法宜轻。同时应选择卧位，随时注意观察受罐者的反应，以免发生晕罐现象。晕罐现象多表现为头晕目眩、面色苍白、恶心呕吐、四肢发凉、周身冷汗、呼吸急促、血压下降、脉微细无力等。遇到晕罐现象，拔罐者不能紧张慌乱，要立即令受罐者平卧，注意保暖。轻者服些温开水或糖水即可迅速缓解并恢复正常，重者则应针刺人中、内关、足三里、中冲等穴或艾灸百会、中极、关元、涌泉等穴，一般可很快缓解并恢复正常。如仍不能缓解应尽快就医。

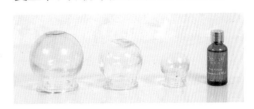

拔罐的常用器具有哪些

拔罐疗法使用的罐具种类很多，分为传统罐具和新型罐具两大类。

传统罐具是根据所用材料来命名的，分为兽角罐、竹罐、陶瓷罐、玻璃罐、橡胶罐、塑料罐、抽气罐、金属罐八种。民间和基层医疗单位普遍使用竹罐、陶瓷罐、玻璃罐三种，兽角罐在边远山区仍有少数人使用；金属罐因导热快、笨重，目前已被淘汰。

新型罐具分为电热罐、磁疗罐、红外线罐、紫外线罐、激光罐、离子渗入罐等多种罐具，但这些罐具造价高，使用复杂，目前仅限少数医疗部门使用。

由于排气方法不同，拔罐器具的选材、制作也有所区别。竹罐取材方便，制作简单，轻便耐用，便于携带，经济实惠，不易被打破。但是容易干裂漏气，不透明，无法观察罐内皮肤的变化。

陶瓷罐由陶土烧制而成，口底平整，里外光滑，厚薄适宜，吸力大；但是罐体较重，不易携带，易碎。

玻璃罐由耐热玻璃制成，腔大口小，罐口边缘略突向外。按罐口直径及腔大小，可分为大、中、小三种型号。

造型美观、清晰透明，便于拔罐时从罐外观察皮肤的变化，从而掌握拔罐时间，是目前临床应用最广泛的罐具；但是导热快，易烫伤，容易破损。

抽气罐由有机玻璃或透明的工程塑料制成，采用罐顶活塞来控制抽排气。其优点是不用点火，不会烫伤，安全可靠，抽气量和吸拔力可控制；自动放气起罐不疼痛；罐体透明，便于观察吸拔部位皮肤的充血情况，便于掌握拔罐时间。但缺乏火罐的温热刺激。抽气罐是对传统罐具改进的一大突破，适于家庭和个人自我保健。

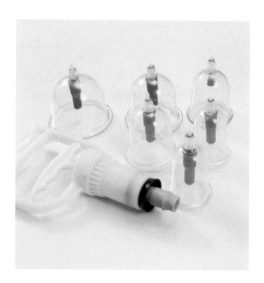

拔罐的常用体位有哪些

拔罐体位正确与否，直接关系到治疗效果。正确的体位应使病人感到舒适，肌肉放松，充分暴露拔罐部位。通常采用的拔罐体位有如下几种：

◗ 坐位

病人坐于木凳上，暴露后颈及背部，有利于吸拔颈肩、腰背、脊椎两侧及大腿前上侧等部位。

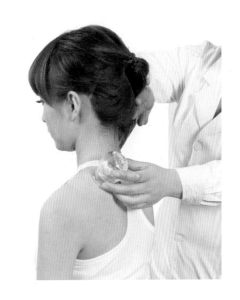

◗ 俯卧位

面下而卧，或头转向一侧，下垫枕头，上肢自然置于躯干两旁，肌肉放松，呼吸自然，暴露背部、下肢，有利于吸拔腰背、脊椎两侧及下肢后侧等部位。

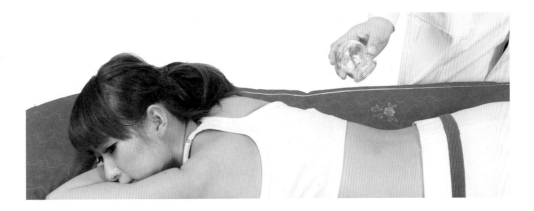

◗ 侧卧位

侧卧位可根据治疗需要，将两下肢均屈曲，或一腿屈曲另一腿伸直，有利于吸拔胸肋、腰背和下肢内外侧等部位。

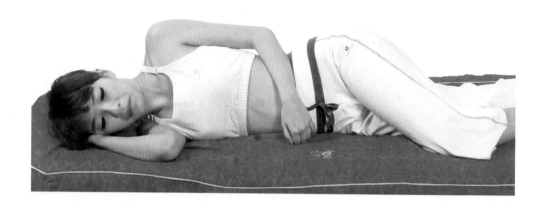

◗ 仰卧位

仰面而卧，头下垫枕，下肢平伸或膝下垫枕，上肢自然置于躯干两旁，或屈肘置于头部两侧，肌肉放松，暴露胸部、腹部及上下肢前内侧，有利于吸拔前胸、腹部、上肢和下肢前侧等部位。

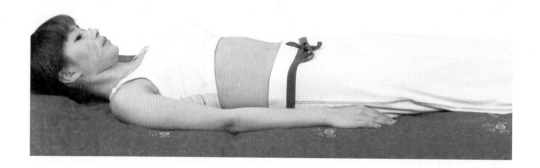

拔罐疗法的操作顺序

◗ 操作规程

1.拔罐前的准备

认真检查和询问病人，以确定是否是适应证、有无禁忌证，根据病情拟定治疗方案；检查所需药品、器材、罐具是否齐全，同时进行消毒，做好施术前的一切准备；对病人讲明施术过程中注意事项，争取病人理解和配合，消除其恐惧心理，增强其治疗信心。

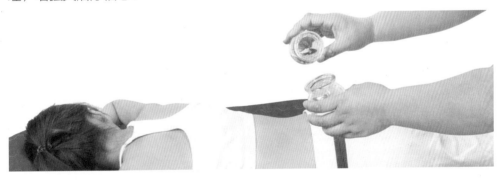

2.拔罐的体位选择

根据病情，选择舒适、肌肉放松、充分暴露拔罐部位的体位。

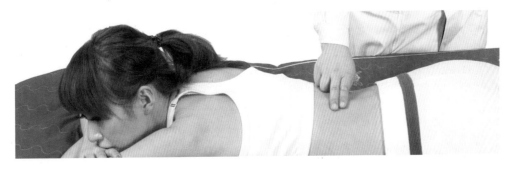

3.拔罐的罐具选择

根据病人的体质、胖瘦，以及待拔部位的面积、所治疾病的需要，正确选择罐具和罐型。

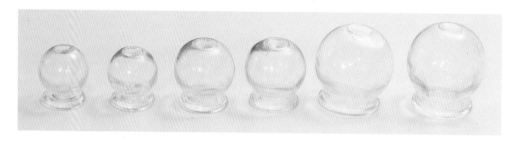

4.拔罐前的消毒

确定治疗部位以后，用热毛巾擦洗待拔部位，再用消毒纱布擦干后拔罐；如果施行针刺或刺络拔罐，则必须以酒精或碘酒消毒，待皮肤干燥后再拔罐；如果待拔部位有毛发，则必须剃光毛发，洗净擦干后再拔罐。

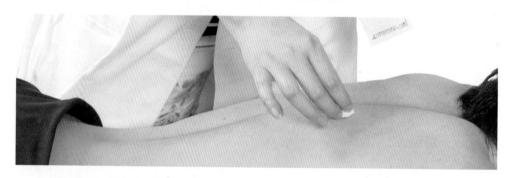

5.拔罐时的罐具预热

在秋冬季节或寒冷天气里拔罐，须将罐具用火烤或水烫进行预热，使罐具温度稍高于体温为宜。罐温不可过高，以免烫伤皮肤。

6.拔罐后的反应观察

拔罐后不断观察受术者的反应，询问感受并及时调整。如吸拔力太大产生疼痛，应适当放气减小吸拔力；吸拔力太小负压不够，可重拔一次；病人疼痛异常，头晕、恶心、心悸或刺络拔罐出血过多等，必须立即起罐检查处理。

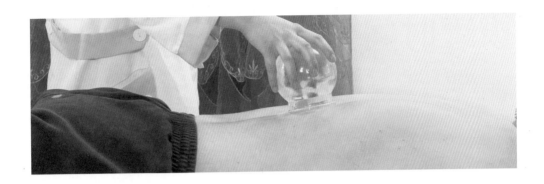

7.拔罐的时间安排

大型号罐具吸力强大，每次可留罐 5 ～ 10 分钟；中型罐吸力稍弱，留罐 10 ～ 15 分钟为宜；小型罐吸力较小，留罐 15 ～ 20 分钟为宜。

8.拔罐次数的安排

常规治疗一般每天或隔日拔罐 1 次，每 10 次为 1 疗程，每疗程间隔 3 ～ 5 天。

9.拔罐后的起罐方法

抽气罐打开罐顶气阀即可。其他罐具起罐时要两手协作，一手轻按罐口附近的皮肤，一手扶持罐具，待空气缓缓进入罐内后，轻轻脱罐，切不可用力硬拔或让空气进入太快，以免损伤皮肤，引起疼痛。

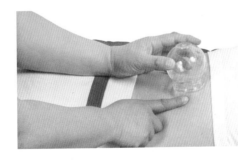
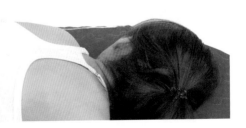

10.拔罐完毕后的处理

一般情况无须处理。若因留罐时间较长，皮肤产生水疱时，可用消毒针刺破放水，擦涂紫药水防止感染；若留针拔罐法、刺络拔罐法的针孔出血，可用干消毒棉球压迫止血；若局部严重出血，则下次不宜在此部位再拔。

拔罐时间要控制好

　　由于每个人皮肤厚度不同，负压的耐受力也不同，一般拔罐时间应控制在10～15分钟，最多20分钟；急性病一天可拔3～4次；慢性病可1天1次，也可隔天拔。为了便于观察皮肤的变化，最好使用玻璃罐和真空罐，而橡胶罐、竹罐不宜选择。

　　基于拔罐疗法是用罐具通过热能或负压直接吸附于人体体表而产生治疗作用的，因此拔罐疗法的时间控制对于治疗效果有着十分重要的意义。

　　拔罐疗法的时间控制主要以"辨证和辨病"为指导原则。

▶ 辨证施治

　　实者泻之，实证当用泻法，采用不留罐法。

　　虚者补之，虚证宜用补法，采用留罐法。

　　平补平泻，对于虚实不太显著或虚实兼有的病症，采用闪罐法。

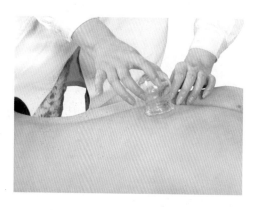

不留罐法：罐吸附于体表之后，立即取下，且不再进行拔罐。

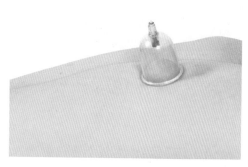

留罐法：罐吸附于人体皮肤之后，留置10～15分钟，然后将罐起下。

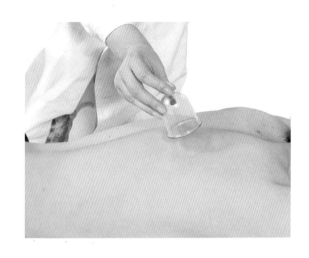

闪罐法：将罐吸附于施术部位后，将罐取下；再将罐吸附于施术部位，再取下。如此反复，直至局部皮肤红润。

辨病方法

1.辨病情的轻重缓急

◎病情轻、慢性发作者，治疗时间可短；病情重、急性发作者，时间则长。

◎病情轻、病程急的患者，治疗的间隔时间相对长；病情重、病程缓的患者，治疗的间隔时间相对短。

2.辨病位

◎面部，一般不拔罐。因为面部毛细血管丰富，容易留下罐印、瘀斑而影响美观，甚至烫伤皮肤造成毁容。

◎胸部，不留罐为好。

◎腹部，宜用闪罐法。

◎颈肩上肢部，可根据需要采用留罐法。

◎腰背部、臀部及下肢部，宜用留罐法。

3.辨病人的具体情况

◎年势高、体质差的病人治疗时间宜短，间隔治疗时间宜长；年轻、体质好的病人治疗时间可稍长，间隔治疗时间可短些。

◎某些特殊人群不宜采用拔罐治疗。如凝血机制差的人，患有重症或传染性疾病、皮肤病的人，孕产妇以及醉酒、过饥、过饱、情绪不佳的人群不宜拔罐。

拔罐有哪些适应证和禁忌证

◗ 适应证

拔罐疗法的应用范围十分广泛，在临床上早已从早期的治疗疮疡发展到治疗一百多种疾病。特别是近年来，一些从未用拔罐疗法治疗过的疾病如白塞病、术后腹胀，以及一些难治疾病如老年人慢性支气管炎、肺水肿，甚至心脏病、骨折等，使用拔罐疗法也取得了意想不到的效果。根据临床观察，拔罐疗法对高血压病、心绞痛亦有明显疗效。由于拔罐疗法具有独特的作用机理，其治疗疼痛性疾病更为擅长。

拔罐疗法具有明显的缓解疼痛作用，无论是内科的头痛、腹痛、胆绞痛、风湿痛，还是外科的急性腰扭伤、慢性软组织损伤，都可以用拔罐疗法，有的甚至只需一次治疗即可止痛。

刺络拔罐法的镇痛效果尤为显著。中医认为"不通则痛"，疼痛多因经络阻滞，气血瘀阻造成。刺络拔罐能有效地去瘀行血，通经活络，临床常用于治疗各种疼痛。现代医学也认为，刺络拔罐刺激了某一局部的神经，反射性解除血管和平滑肌的痉挛，产生了显著的止痛效果。

◗ 禁忌证

有下列情况之一者，应禁用或慎用拔罐疗法。

◎凝血机制不好，有自发性出血倾向或损伤后出血不止的患者，不宜使用拔罐疗法，如血友病、紫癜、白血病等。

◎皮肤严重过敏或患皮肤传染性疾病者不宜拔罐。

◎恶性皮肤肿瘤患者或局部皮肤破损溃烂患者，外伤骨折、静脉曲张、体表大血管处皮肤不宜拔罐。

◎妊娠期妇女的腹部、腰骶部及乳房不宜拔罐，拔其他部位时，手法也应轻柔。

◎肺结核活动期、妇女经期不宜拔罐。

◎严重心脏病、心力衰竭、呼吸衰竭及严重水肿的患者不宜拔罐。

◎五官及会阴部不宜拔罐。

◎重度精神疾病患者，全身抽搐、狂躁不安者，不宜拔罐。

◎醉酒、过饥、过饱、过渴、过劳时，慎用拔罐。

不同罐象的临床意义

充血、瘀血的临床意义

拔罐后皮肤都会有一定程度的皮肤隆起和充血、瘀血发生。

◎皮肤充血、瘀血的颜色较鲜红，皮肤隆起的程度不明显，则为实证、热证；

◎皮肤充血、瘀血的颜色较暗红发紫，皮肤隆起较明显，则为虚证、寒证。

对瘀血性质的辨别，主要根据出血块的色泽、水分的多少进行。

◎颜色鲜红、不易结块，表示病情较轻；

◎颜色黑紫，块大黏腻，表示瘀阻较重；

◎水分多则表示湿重，若为黄水则为湿热，若为清水则为寒湿。

水疱的临床意义

水疱的实质就是皮肤皮下"充水（组织液的渗出）"。水疱比较明显，数量较多，色白，周围皮肤温度不高则为寒湿证；水疱不太明显，数量较少，色微黄，或者浑浊，周围皮肤温度较高则为湿热证。

皮肤温度改变的临床意义

一般拔罐后，拔罐局部和周围的皮肤温度都会有不同程度的升高。适当的皮肤温度升高表明机体正气比较充足，抵抗力较好；如果皮肤温度明显升高则表明机体感受阳邪、实邪，或者患者的疾病为实证、热证；但有时皮肤温度升高不明显甚至降低，多为机体感受风邪、寒邪、湿邪，或者所患疾病为虚证、寒证。

皮肤渗出物的临床意义

一般拔罐后皮肤都会有少量的水汽渗出，属于正常现象。如果皮肤有大量的水汽渗出，结合皮肤表面渗出物的颜色、性质可以对疾病做出一定的诊断：如果渗出物颜色淡白为寒证，质地稀薄则为虚寒证，质地黏稠则为实寒证；如果渗出物颜色淡黄或黄色为热证，质地稀薄则为虚热证，质地黏稠则为实热证。

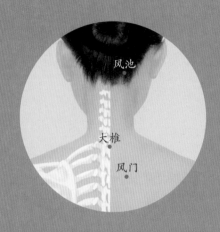

风池

大椎

风门

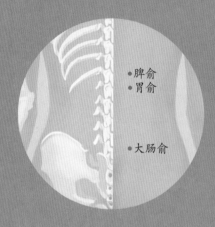

脾俞
胃俞

大肠俞

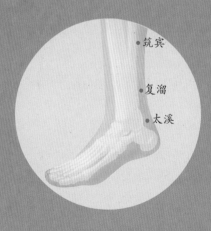

筑宾

复溜

太溪

第 2 章

疏通14条经脉，

人体自有健康大药

拔罐是一种简便、省时、易学的自身保健法。拔罐前，首先要了解自己的身体，熟悉经络穴位的分布，然后对症找穴位，就能够轻松通过拔罐来调养身体。

了解经络和穴位

经络

　　经络是古代医家一个重要的发现和总结，《黄帝内经·素问》所言"五脏之道，皆出于经隧，以行血气，血气不和，百病乃变化而生，是故守经隧焉"。因此，通过手法刺激经络穴位，使气血通畅而起到治病的效果，为后世的中医各科尤其是按摩、刮痧、拔罐、艾灸、针刺及相关学科的发展奠定了坚实的基础。

　　通过经络和穴位来治病养生是一种省时、简便、易学的自身调养法，重要的是它既可以防病、治病，又可以保健、强身。它们以疗效明确，无任何不良反应而备受世人青睐。

　　经脉可分为正经、奇经，以及附属于正经的十二经别、十二经筋、十二皮部。正经有十二条，称为"十二经脉"，是气血运行的主要通道。奇经有八条，即督、任、冲、带、阴跷、阳跷、阴维、阳维，称为"奇经八脉"。

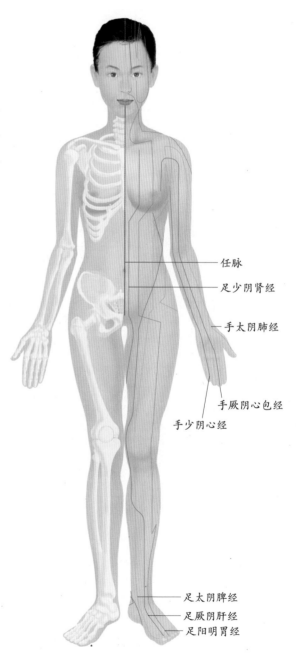

任脉

足少阴肾经

手太阴肺经

手厥阴心包经

手少阴心经

足太阴脾经

足厥阴肝经

足阳明胃经

络脉分为别络、浮络、孙络。别络是主要的络脉。十二经脉与督脉、任脉各有一支别络，再加上脾之大络，称为"十五络脉"。

穴位

中医将穴位称为"腧穴"，是全身脏腑、经络之气输注的地方，与人体各组织器官有密切联系。它既能反映身体病痛，又能接受刺激，防治疾病。

穴位可分为经穴（指在十四经脉上的穴位，有固定的名称和位置的穴位）、经外奇穴（指在十四经穴外具有固定名称、位置和主治作用的穴位）、阿是穴（没有固定名称和位置的压痛点，因人而异）三种。

大家都知道，穴位位于经络上，是神经末梢密集或神经干线经过的地方。在中医里，十四经脉上的穴位称为"经穴"。大体来说，人体周身主要有 52 个单穴，309 对左右对称的穴位。除去这些穴位，人体还有一部分经外奇穴，在 1990 年我国颁布的针灸标准中共有 48 个。此后，随着针灸理论的发展，又有许多新的经外奇穴被发现，其中又包括耳穴、手穴、足穴等全息理论指导下的新穴。如果把所有的经穴、奇穴与新穴加起来，则超过 1000 个穴位。一般情况下，人们都以经穴为中心，严格挑选有效的穴位来治病养生。

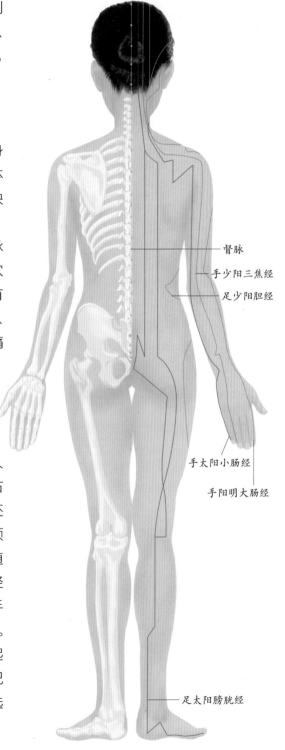

督脉

手少阳三焦经

足少阳胆经

手太阳小肠经

手阳明大肠经

足太阳膀胱经

如何快速找到穴位

人体已确定有针对性功效的穴位大部分位于十四条经络上，按照气血流注循行规律，这十四条主要的经脉即手太阴肺经、手阳明大肠经、足阳明胃经、足太阴脾经、手少阴心经、手太阳小肠经、足太阳膀胱经、足少阴肾经、手厥阴心包经、手少阳三焦经、足少阳胆经、足厥阴肝经，以及起到联系十二经脉作用的督脉、任脉。

想要通过拔罐刺激穴位，首先要找准穴位。常用的定位方法有以下几种。

体表解剖标志定位法

体表解剖标志定位法是以人体解剖学的各种体表标志为依据来确定腧穴位置的方法，又称自然标志定位法。体表标志可分为以下两种。

1. **固定标志**：指人体固有的解剖标志，如各部位由骨节、肌肉所形成的突起、凹陷及五官轮廓、发际、指（趾）甲、乳头、肚脐等，是在自然姿势下可见的标志，可以借助这些标志确定腧穴的位置。如以腓骨小头为标志，在其前下方凹陷中定阳陵泉；以足内踝尖为标志，在其上3寸，胫骨内侧缘后方定三阴交；以眉头定攒竹；以脐为标志，脐中即为神阙，其旁开2寸定天枢等。

2. **活动标志**：指各部的关节、肌肉、肌腱、皮肤随着活动而出现的空隙、凹陷、皱纹、尖端等，是在活动姿势下才会出现的标志，据此亦可确定腧穴的位置。如在耳屏与下颌关节之间，微张口呈凹陷处取听宫；下颌角前上方约1横指，闭口咬紧牙时咬肌隆起、放松时按之有凹陷处取颊车等。

手指同身寸定位法

手指同身寸定位法也叫"指寸定位法"，即用拔罐对象本人的手指为测量工具来量取穴位，分为下面三种。

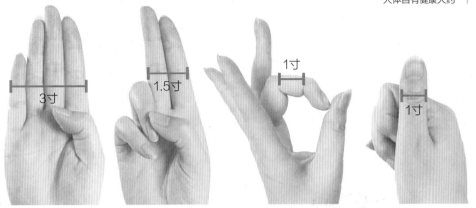

1. 中指同身寸法

以中指中节屈曲时内侧两端纹头之间的宽度作为 1 寸，可用于四肢部取穴和背部取穴。

2. 拇指同身寸法

以拇指指间关节的横向宽度作为 1 寸，适用于四肢取穴。

3. 横指同身寸法

将食指、中指、无名指、小指并拢，以中指中节横纹处为准，画一条水平线，横向宽度为 3 寸；食指和中指中节的侧面横纹之间的宽度为 1.5 寸，适用于头、躯干、四肢取穴。

简便定位法

简便定位法是一种简便快速的取穴方法，用于某些特定穴位的选取，如立正姿势，双手下垂中指指端取风市；两耳尖直上连线中点取百会；握拳，中指指尖下取劳宫。

骨度折量定位法

骨度折量定位法是利用人体的骨节作为标志，将两骨节之间的长度折量为一定的分寸，用来确定腧穴位置的方法。不论男女、老少、高矮、胖瘦，均可按一定的骨度分寸在其自身上测量。现时采用的骨度折量是以《灵枢·骨度》所规定的人体各部的分寸为基础，结合历代医家的折量分寸而确定的。

◦ Tips

手指的大小、宽度，由于年龄、体格、性别的不同而有很大的区别。因此，应用手指同身寸定位法时，应以拔罐对象本人的手指定位取穴，以缩小位置的偏差。上述三种"寸"的定义一致，使用手指同身寸法定位取穴的时候，根据习惯或方便程度取用其中一种即可。

任脉 阴脉之海

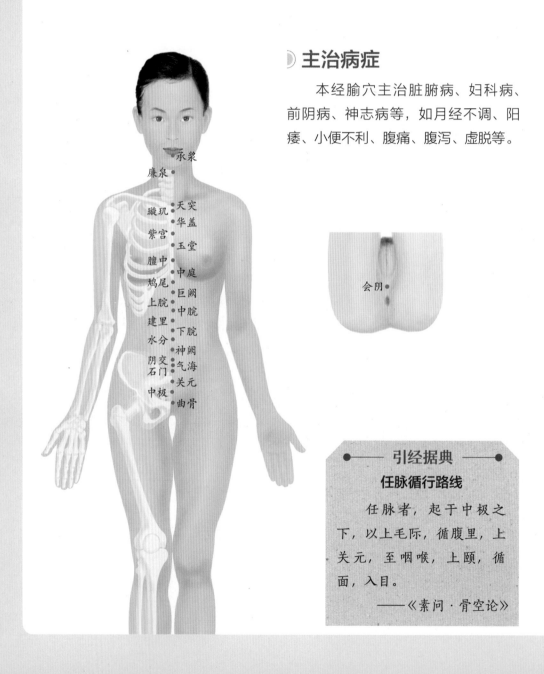

主治病症

本经腧穴主治脏腑病、妇科病、前阴病、神志病等，如月经不调、阳痿、小便不利、腹痛、腹泻、虚脱等。

承浆
廉泉
璇玑
紫宫
膻中
鸠尾
上脘
建里
水分
阴交
石门
中极

天突
华盖
玉堂
中庭
巨阙
中脘
下脘
神阙
气海
关元
曲骨

会阴

引经据典

任脉循行路线

任脉者，起于中极之下，以上毛际，循腹里，上关元，至咽喉，上颐，循面，入目。

——《素问·骨空论》

▷ 常用穴位

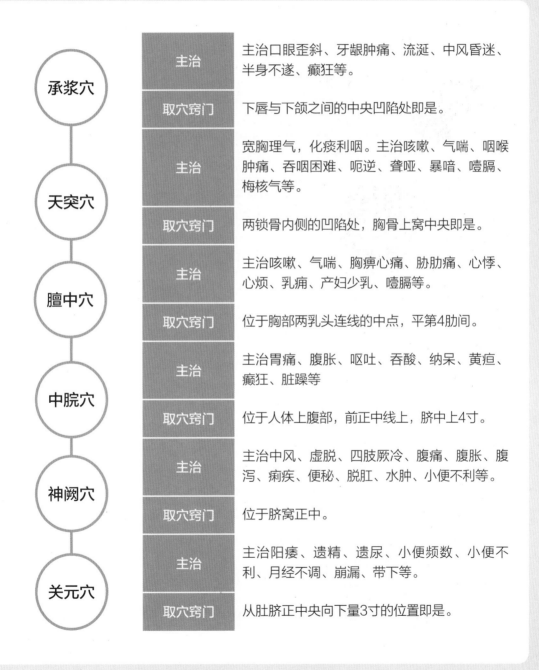

承浆穴

主治	主治口眼歪斜、牙龈肿痛、流涎、中风昏迷、半身不遂、癫狂等。
取穴窍门	下唇与下颌之间的中央凹陷处即是。

天突穴

主治	宽胸理气，化痰利咽。主治咳嗽、气喘、咽喉肿痛、吞咽困难、呃逆、聋哑、暴喑、噎膈、梅核气等。
取穴窍门	两锁骨内侧的凹陷处，胸骨上窝中央即是。

膻中穴

主治	主治咳嗽、气喘、胸痹心痛、胁肋痛、心悸、心烦、乳痈、产妇少乳、噎膈等。
取穴窍门	位于胸部两乳头连线的中点，平第4肋间。

中脘穴

主治	主治胃痛、腹胀、呕吐、吞酸、纳呆、黄疸、癫狂、脏躁等
取穴窍门	位于人体上腹部，前正中线上，脐中上4寸。

神阙穴

主治	主治中风、虚脱、四肢厥冷、腹痛、腹胀、腹泻、痢疾、便秘、脱肛、水肿、小便不利等。
取穴窍门	位于脐窝正中。

关元穴

主治	主治阳痿、遗精、遗尿、小便频数、小便不利、月经不调、崩漏、带下等。
取穴窍门	从肚脐正中央向下量3寸的位置即是。

督脉 阳脉之海

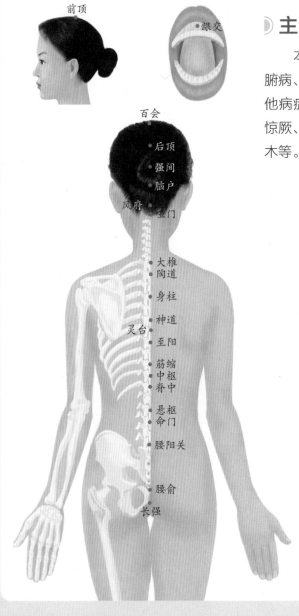

前顶

龈交

百会
后顶
强间
脑户
风府
哑门
大椎
陶道
身柱
神道
灵台
至阳
筋缩
中枢
脊中
悬枢
命门
腰阳关
腰俞
长强

▶ 主治病症

本经腧穴主治神志病、热病、脏腑病、头面五官病及经脉循行部位的其他病症，如失眠、健忘、癫痫、昏迷、惊厥、头痛、腰骶疼痛、四肢疼痛及麻木等。

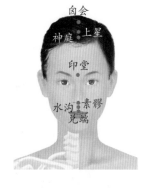

囟会
神庭 上星
印堂
水沟 素髎
兑端

—— 引经据典 ——

督脉循行路线

督脉者，起于下极之输，并于脊里，上至风府，入属于脑。

——《难经·二十八难》

◗ 常用穴位

长强穴	主治	主治腹泻、便血、便秘、痔疾、脱肛、癫痫等。
	取穴窍门	尾骨端与肛门连线的中点处即是。
命门穴	主治	主治遗精、阳痿、月经不调、带下、腹泻、腰痛等。
	取穴窍门	在脊柱区，第2腰椎棘突下凹陷中，后正中线上。
大椎穴	主治	主治热病、疟疾、咳嗽、气喘、骨蒸潮热、肩背痛、小儿惊风、霍乱、呕吐、湿疹、中风等。
	取穴窍门	低头时，摸到颈后突起最高处下方凹陷即是。
风府穴	主治	主治中风、癔症、癫痫、颈项强痛、眩晕、鼻衄、咽喉肿痛等。
	取穴窍门	沿脊柱直上，入后发际上1横指处即是。
百会穴	主治	主治头痛、眩晕、惊悸、健忘、耳鸣、耳聋、中风、失语、脱肛、痔疮等。
	取穴窍门	在两耳尖连线的中点处。
神庭穴	主治	主治失眠、惊悸、目赤、目眩、鼻衄、中风、头痛、眩晕等。
	取穴窍门	前发际正中直上0.5寸处。

手太阴肺经　气息通畅的总管

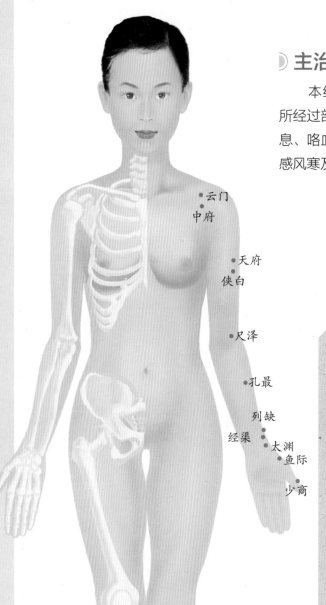

◗ 主治病症

　　本经腧穴主治肺系病症和本经脉所经过部位的其他病症，例如咳嗽、喘息、咯血、胸闷、胸痛、咽喉肿痛、外感风寒及肩背痛等。

云门
中府
天府
侠白
尺泽
孔最
列缺
经渠
太渊
鱼际
少商

◆—— 引经据典

手太阴肺经循行路线

　　肺手太阴之脉，起于中焦，下络大肠，还循胃口；上膈属肺，从肺系横出腋下，下循臑内，行少阴、心主之前，下肘中，循臂内上骨下廉，入寸口，上鱼，循鱼际，出大指之端。其支者，从腕后，直出次指内廉出其端。

——《灵枢·经脉》

◗ 常用穴位

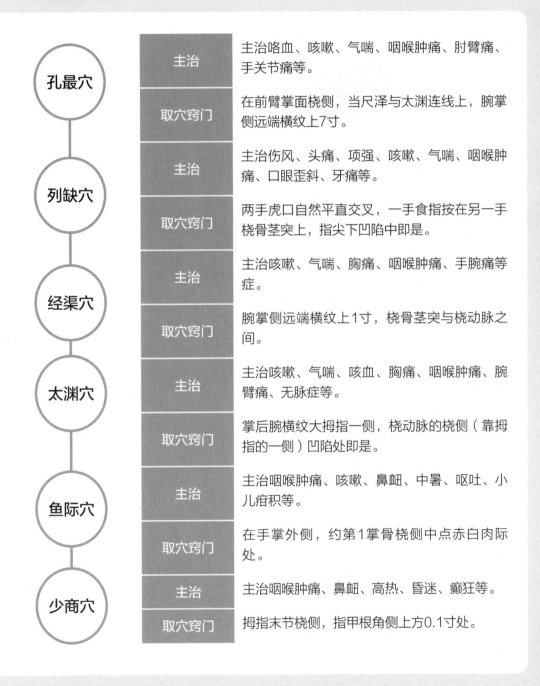

孔最穴	主治	主治咯血、咳嗽、气喘、咽喉肿痛、肘臂痛、手关节痛等。
	取穴窍门	在前臂掌面桡侧，当尺泽与太渊连线上，腕掌侧远端横纹上7寸。
列缺穴	主治	主治伤风、头痛、项强、咳嗽、气喘、咽喉肿痛、口眼歪斜、牙痛等。
	取穴窍门	两手虎口自然平直交叉，一手食指按在另一手桡骨茎突上，指尖下凹陷中即是。
经渠穴	主治	主治咳嗽、气喘、胸痛、咽喉肿痛、手腕痛等症。
	取穴窍门	腕掌侧远端横纹上1寸，桡骨茎突与桡动脉之间。
太渊穴	主治	主治咳嗽、气喘、咳血、胸痛、咽喉肿痛、腕臂痛、无脉症等。
	取穴窍门	掌后腕横纹大拇指一侧，桡动脉的桡侧（靠拇指的一侧）凹陷处即是。
鱼际穴	主治	主治咽喉肿痛、咳嗽、鼻衄、中暑、呕吐、小儿疳积等。
	取穴窍门	在手掌外侧，约第1掌骨桡侧中点赤白肉际处。
少商穴	主治	主治咽喉肿痛、鼻衄、高热、昏迷、癫狂等。
	取穴窍门	拇指末节桡侧，指甲根角侧上方0.1寸处。

手阳明大肠经　让上肢气血充沛

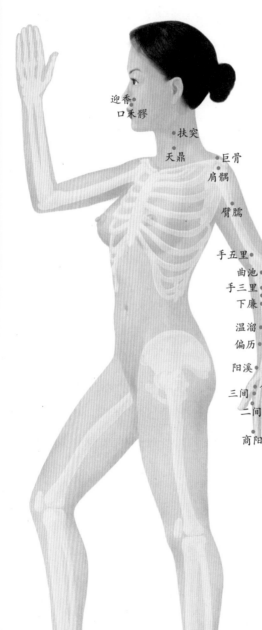

迎香
口禾髎
扶突
天鼎　巨骨
肩髃
臂臑
手五里　肘髎
曲池　上廉
手三里
下廉
温溜
偏历
阳溪
三间　合谷
二间
商阳

◗ 主治病症

本经腧穴主治头面五官病、热病、神志病、肠胃病及经脉循行部位的其他病症，如手臂酸痛、半身不遂、手臂麻木等。

常用穴位

商阳穴	主治	主治头痛、眩晕、目赤肿痛、鼻衄、牙痛、咽喉肿痛、手指麻木、热病、昏厥等。
	取穴窍门	在手指，食指末节桡侧，距指甲角侧上方0.1寸（指寸）。
二间穴	主治	主治目昏、鼻出血、牙痛、咽喉肿痛、热病等。
	取穴窍门	自然弯曲手指，找到第2掌指关节，向指尖摸到关节结束处，靠近拇指侧，食指深浅颜色变化交界处。
三间穴	主治	主治牙痛、咽喉肿痛、腹胀、肠鸣、嗜睡等症。
	取穴窍门	自然弯曲手指，找到第2掌指关节，向指根方向摸到关节结束处，靠近拇指侧，食指深浅颜色变化交界处。
合谷穴	主治	主治牙痛、头痛、目赤肿痛、咽喉肿痛、臂痛、口眼歪斜、闭经、滞产、痢疾等。
	取穴窍门	一手拇指弯曲，另一手虎口分开，弯曲的拇指指间关节卡在另一只手张开的虎口处，自然落下，拇指尖处即是。
曲池穴	主治	主治热病、咽痛、手臂痹痛、上肢不遂、头痛、头晕、目赤肿痛、视物不清、牙痛、月经不调、湿疹等。
	取穴窍门	将手肘内弯约呈直角，用另一只手拇指下压肘横纹外侧凹陷即是。
迎香穴	主治	主治鼻炎、鼻塞、口歪、牙痛、面痒、胆道蛔虫症等。
	取穴窍门	鼻翼外缘中点旁，鼻唇沟中。

足阳明胃经 让下肢多气多血

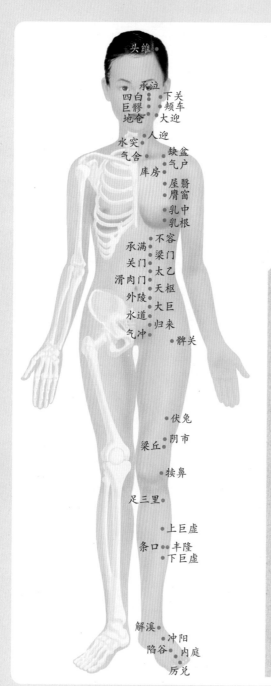

主治病症

本经腧穴主治胃肠病、头面五官病、神志病、热病及经脉循行部位的其他病症，如腹胀、水肿、呕吐、便秘、目翳、下肢疼痛等。

引经据典

足阳明胃经循行路线

胃足阳明之脉，起于鼻，交颞中，旁约太阳之脉，下循鼻外，入上齿中，还出夹口，环唇，下交承浆，却循颐后下廉，出大迎，循颊车，上耳前，过客主人，循发际，至额颅。其支者，从大迎前，下人迎，循喉咙，入缺盆，下膈，属胃，络脾。其直者，从缺盆下乳内廉，下夹脐，入气街中。其支者，起于胃口，下循腹里，下至气街中而合。以下髀关，抵伏兔，下膝膑中，下循胫外廉，下足跗，入中指内间。其支者，下膝三寸而别，下入中指外间。其支者，别跗上，入大指间，出其端。

——《灵枢·经脉》

▷ 常用穴位

承泣穴	主治	主治近视、夜盲、眼睑瞤动、面肌痉挛、夜盲、近视、眼睛疲劳、迎风流泪、老花眼、白内障等。
	取穴窍门	食指与中指伸直并拢，中指贴于鼻侧，食指指尖下的眼眶边缘处即是。
颊车穴	主治	主治牙痛、牙关不利、颊肿、口角歪斜等。
	取穴窍门	咬牙时咬肌隆起，放松时按压有凹陷处即是。
天枢穴	主治	主治便秘、腹胀、腹泻、腹痛、消化不良、月经不调、痛经等症。
	取穴窍门	采用仰卧的姿势，天枢穴位于人体中腹部，横平脐中，前正中线旁开2寸处。
足三里穴	主治	主治胃痛、腹胀、腹泻等胃肠病症，神志病，下肢痿痹，乳痈、肠痈等外科疾患，虚劳等。
	取穴窍门	髌骨下缘，髌韧带外侧凹陷处就是犊鼻穴，从犊鼻穴直下4横指，胫骨前嵴外侧1横指处。
上巨虚穴	主治	主治肠鸣、腹痛、腹泻、便秘、肠痈等胃肠疾患，下肢痿痹等。
	取穴窍门	足三里穴下3寸，犊鼻与解溪连线上。
丰隆穴	主治	主治头痛、眩晕、咳嗽、痰多、癫狂、下肢痿痹、腹胀、便秘等。
	取穴窍门	犊鼻穴和外踝尖连线的中点即是。

足太阴脾经　后天之本，气血之源

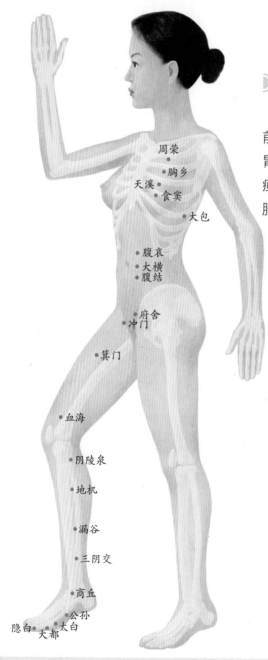

周荣
胸乡
天溪
食窦
大包
腹哀
大横
腹结
府舍
冲门
箕门
血海
阴陵泉
地机
漏谷
三阴交
商丘
公孙
太白
隐白
大都

◗ 主治病症

　　本经腧穴主治脾胃病、妇科病、前阴病及经脉循行部位的其他病症，如胃脘痛、呕吐、嗳气、腹胀、便溏、黄疸、身重无力、舌根强痛、下肢内侧肿胀、痛经、月经不调等。

引经据典

足太阴脾经循行路线

　　脾足太阴之脉，起于大指之端，循指内侧白肉际，过核骨后，上内踝前廉，上端内，循胫骨后，交出厥阴之前，上膝股内前廉，入腹，属脾，络胃，上膈，夹咽，连舌本，散舌下。其支者，复从胃，别上膈，注心中。

——《灵枢·经脉》

常用穴位

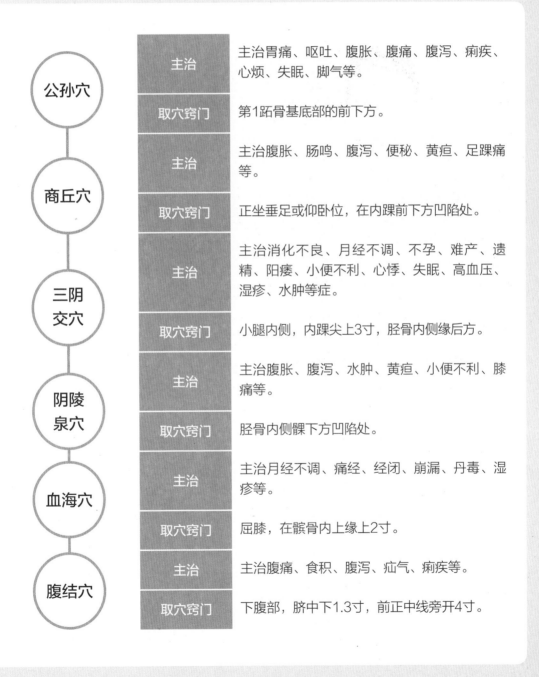

公孙穴		
	主治	主治胃痛、呕吐、腹胀、腹痛、腹泻、痢疾、心烦、失眠、脚气等。
	取穴窍门	第1跖骨基底部的前下方。
商丘穴	主治	主治腹胀、肠鸣、腹泻、便秘、黄疸、足踝痛等。
	取穴窍门	正坐垂足或仰卧位，在内踝前下方凹陷处。
三阴交穴	主治	主治消化不良、月经不调、不孕、难产、遗精、阳痿、小便不利、心悸、失眠、高血压、湿疹、水肿等症。
	取穴窍门	小腿内侧，内踝尖上3寸，胫骨内侧缘后方。
阴陵泉穴	主治	主治腹胀、腹泻、水肿、黄疸、小便不利、膝痛等。
	取穴窍门	胫骨内侧髁下方凹陷处。
血海穴	主治	主治月经不调、痛经、经闭、崩漏、丹毒、湿疹等。
	取穴窍门	屈膝，在髌骨内上缘上2寸。
腹结穴	主治	主治腹痛、食积、腹泻、疝气、痢疾等。
	取穴窍门	下腹部，脐中下1.3寸，前正中线旁开4寸。

手少阴心经　养心保健作用大

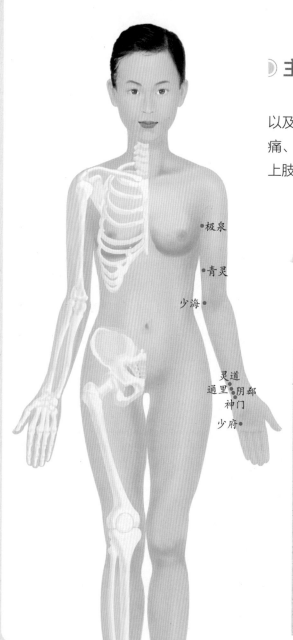

极泉

青灵

少海

灵道
通里　阴郄
神门
少府

少冲

◗ 主治病症

　　本经腧穴可主治心、胸、神志病，以及经脉循行部位的其他病症，例如心痛、心悸、失眠、咽干、口渴、癫痫及上肢内侧疼痛等。

● 引经据典

手少阴心经循行路线

　　心手少阴之脉，起于心中，出属心系，下膈，络小肠。其支者，从心系，上夹咽，系目系。其直者，复从心系，却上肺，下出腋下，下循臑内后廉，行太阴、心主之后，下肘内，循臂内后廉，抵掌后锐骨之端，入掌内后廉，循小指之内，出其端。

——《灵枢·经脉》

常用穴位

穴位	类别	内容
极泉穴	主治	主治心痛、胸闷、心悸、气短、肩臂疼痛、胁肋疼痛、臂丛神经损伤、腋臭等。
	取穴窍门	腋窝正中顶点，腋动脉搏动处。
少海穴	主治	主治心痛、癔症、神经衰弱、臂麻手颤、颈项痛、目眩、腋胁痛等。
	取穴窍门	屈肘，当肘横纹内侧端与肱骨内上髁连线的中点处。
阴郄穴	主治	主治心痛、惊悸、骨蒸盗汗、吐血、衄血等。
	取穴窍门	腕掌侧远端横纹上0.5寸，尺侧腕屈肌腱的桡侧缘。
神门穴	主治	主治心痛、心烦、惊悸、健忘、失眠、吐血、高血压、胸胁痛等。
	取穴窍门	手腕部靠近小指的一侧有一条突出的肌腱，其与腕掌侧远端横纹相交的桡侧凹陷处即是。
少府穴	主治	主治心悸、胸痛、阴痒、阴痛、小便不利、小指挛痛等症。
	取穴窍门	在手掌面，第4、第5掌骨之间，握拳时当小指与无名指指端之间。
少冲穴	主治	主治心悸、心痛、癫狂、热病、昏迷、胸胁痛、手臂挛痛等症。
	取穴窍门	小指指甲下缘，靠无名指侧的边缘上，距指甲角0.1寸。

手太阳小肠经　经手走头通督脉

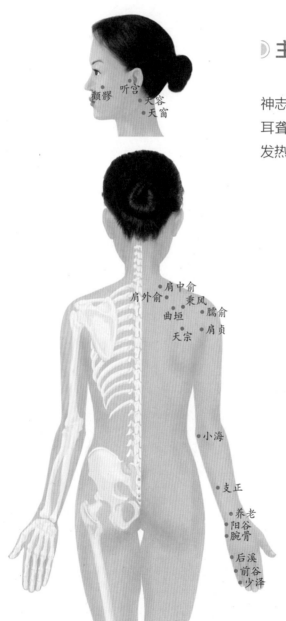

◗ 主治病症

　　本经腧穴主治头面五官病、热病、神志病及经脉循行部位的其他病症，如耳聋、牙痛、头痛、咽喉肿痛、昏迷、发热、疟疾、腰背痛等。

━━━ 引经据典 ━━━
手太阳小肠经循行路线

　　小肠手太阳之脉，起于小指之端，循手外侧上腕，出踝中，直上循臂骨下廉，出肘内侧两骨之间，上循臑外后廉，出肩解，绕肩胛，交肩上，入缺盆，络心，循咽下膈，抵胃，属小肠。其支者，从缺盆循颈，上颊，至目锐眦，却入耳中。其支者，别颊上䪼，抵鼻，至目内眦。

——《灵枢·经脉》

常用穴位

	少泽穴	主治	主治热病、中风、昏迷、乳少、乳痈、咽喉肿痛、目翳、头痛等。
		取穴窍门	小指外侧指甲角旁开0.1寸处即是。
	养老穴	主治	主治目视不明、头痛、肩痛、背痛、肘痛、臂痛等。
		取穴窍门	前臂背面，靠近手背的小指侧，在手腕突出的骨头近心端拇指侧的凹陷处即是。
	支正穴	主治	主治头痛、目眩、热病、癫狂、项强、肘臂酸痛等症。
		取穴窍门	屈肘俯掌位，在腕背侧远端横纹上5寸，当阳谷与小海的连线上。
	肩中俞穴	主治	主治咳嗽、气喘、咳血、肩背疼痛等。
		取穴窍门	前倾坐位或俯卧位，在第7颈椎棘突下，后正中线左右各旁开2寸处。
	天容穴	主治	主治耳鸣、耳聋、咽喉肿痛、颈项强痛、头痛等。
		取穴窍门	正坐或仰卧，下颌角后方，胸锁乳突肌的前缘凹陷中。
	听宫穴	主治	主治耳鸣、耳聋、头痛、牙痛、牙关不利等。
		取穴窍门	耳屏正中的前方，张开嘴巴时的凹陷处即是。

足太阳膀胱经　通达全身之经

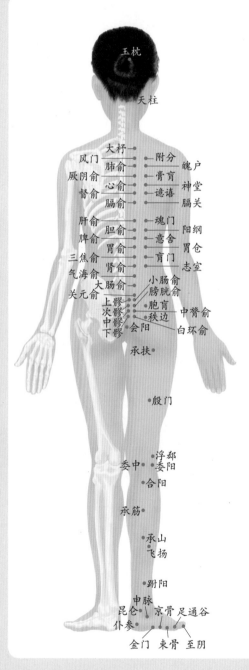

◗ 主治病症

本经腧穴主治脏腑病症、神志病、头面五官病及本经循行部位的其他病症，如癫痫、头痛、目赤、鼻塞、遗尿、小便不利及下肢疼痛等。

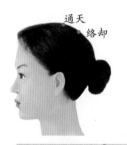

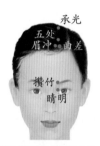

引经据典

足太阳膀胱经循行路线

膀胱足太阳之脉，起于目内眦，上额，交巅。其支者，从巅至耳上角。其直者，从巅入络脑，还出别下项，循肩髆内，夹脊抵腰中，入循膂，络肾，属膀胱。其支者，从腰中，下夹脊，贯臀，入腘中。其支者，从髆内左右别下贯胛，夹脊内，过髀枢，循髀外后廉下合腘中——以下贯踹内，出外踝之后，循京骨至小指外侧。

——《灵枢·经脉》

◗ 常用穴位

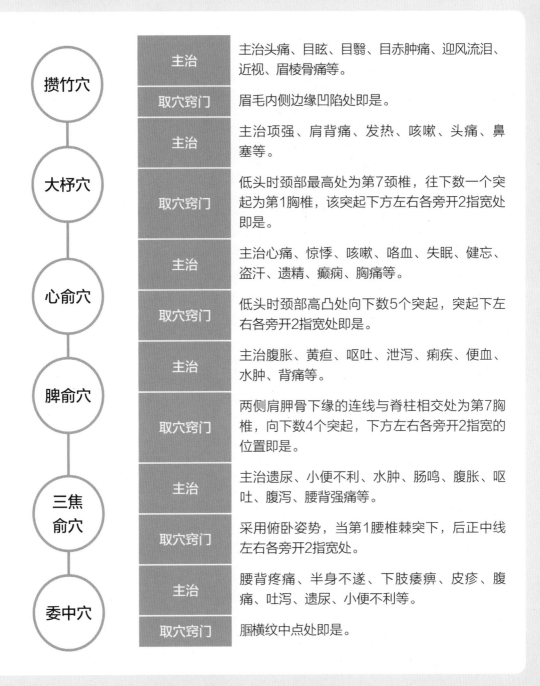

攒竹穴	主治	主治头痛、目眩、目翳、目赤肿痛、迎风流泪、近视、眉棱骨痛等。
	取穴窍门	眉毛内侧边缘凹陷处即是。
大杼穴	主治	主治项强、肩背痛、发热、咳嗽、头痛、鼻塞等。
	取穴窍门	低头时颈部最高处为第7颈椎，往下数一个突起为第1胸椎，该突起下方左右各旁开2指宽处即是。
心俞穴	主治	主治心痛、惊悸、咳嗽、咯血、失眠、健忘、盗汗、遗精、癫痫、胸痛等。
	取穴窍门	低头时颈部高凸处向下数5个突起，突起下左右各旁开2指宽处即是。
脾俞穴	主治	主治腹胀、黄疸、呕吐、泄泻、痢疾、便血、水肿、背痛等。
	取穴窍门	两侧肩胛骨下缘的连线与脊柱相交处为第7胸椎，向下数4个突起，下方左右各旁开2指宽的位置即是。
三焦俞穴	主治	主治遗尿、小便不利、水肿、肠鸣、腹胀、呕吐、腹泻、腰背强痛等。
	取穴窍门	采用俯卧姿势，当第1腰椎棘突下，后正中线左右各旁开2指宽处。
委中穴	主治	腰背疼痛、半身不遂、下肢痿痹、皮疹、腹痛、吐泻、遗尿、小便不利等。
	取穴窍门	腘横纹中点处即是。

足少阴肾经 先天之本，生命之源

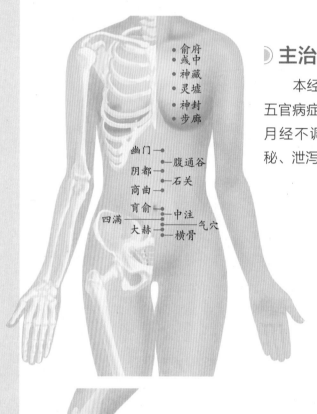

主治病症

　　本经腧穴主治妇科病、前阴病、头和五官病症及经脉循行部位的其他病症，如月经不调、遗精、小便不利、水肿、便秘、泄泻等。

引经据典
足少阴肾经循行路线

　　肾足少阴之脉，起于小指之下，斜走足心，出于然谷之下，循内踝之后，别入跟中，以上踹内，出腘内廉，上股内后廉，贯脊属肾，络膀胱。其直者，从肾上贯肝、膈，入肺中，循喉咙，夹舌本。其支者，从肺出，络心，注胸中。

——《灵枢·经脉》

▶ 常用穴位

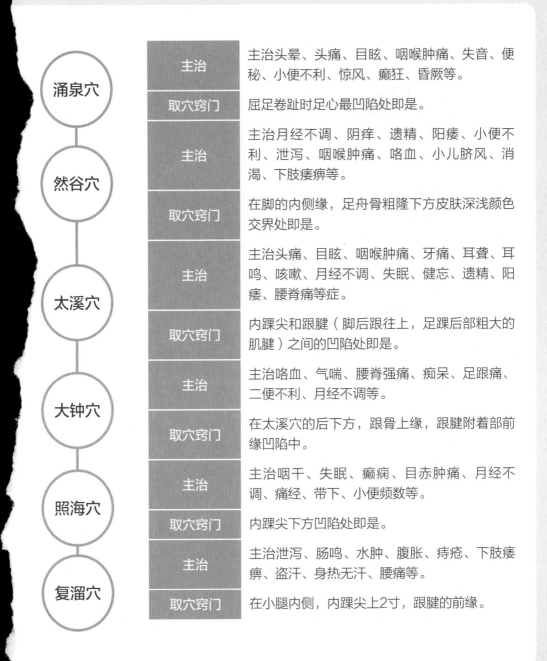

涌泉穴	主治	主治头晕、头痛、目眩、咽喉肿痛、失音、便秘、小便不利、惊风、癫狂、昏厥等。
	取穴窍门	屈足卷趾时足心最凹陷处即是。
然谷穴	主治	主治月经不调、阴痒、遗精、阳痿、小便不利、泄泻、咽喉肿痛、咯血、小儿脐风、消渴、下肢痿痹等。
	取穴窍门	在脚的内侧缘，足舟骨粗隆下方皮肤深浅颜色交界处即是。
太溪穴	主治	主治头痛、目眩、咽喉肿痛、牙痛、耳聋、耳鸣、咳嗽、月经不调、失眠、健忘、遗精、阳痿、腰脊痛等症。
	取穴窍门	内踝尖和跟腱（脚后跟往上，足踝后部粗大的肌腱）之间的凹陷处即是。
大钟穴	主治	主治咯血、气喘、腰脊强痛、痴呆、足跟痛、二便不利、月经不调等。
	取穴窍门	在太溪穴的后下方，跟骨上缘，跟腱附着部前缘凹陷中。
照海穴	主治	主治咽干、失眠、癫痫、目赤肿痛、月经不调、痛经、带下、小便频数等。
	取穴窍门	内踝尖下方凹陷处即是。
复溜穴	主治	主治泄泻、肠鸣、水肿、腹胀、痔疮、下肢痿痹、盗汗、身热无汗、腰痛等。
	取穴窍门	在小腿内侧，内踝尖上2寸，跟腱的前缘。

手厥阴心包经 代心行事的"使臣"

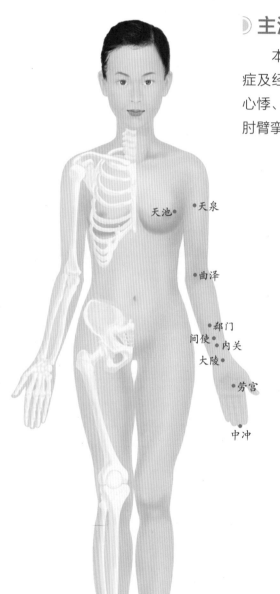

天池 ·天泉

·曲泽

·郄门
间使·内关
大陵·

·劳宫

中冲

◗ 主治病症

本经腧穴主治心胸、神志病，胃腑病症及经脉循行部位的其他病症，如心痛、心悸、胸闷、癫狂、呕吐、热病、胃痛及肘臂挛痛等。

引经据典

手厥阴心包经循行路线

心主手厥阴心包络之脉，起于胸中，出属心包络，下膈，历络三焦。其支者，循胸出胁，下腋三寸，上抵腋下，循臑内，行太阴、少阴之间，入肘中，下臂，行两筋之间，入掌中，循中指，出其端。其支者，别掌中，循小指次指出其端。

——《灵枢·经脉》

◗ 常用穴位

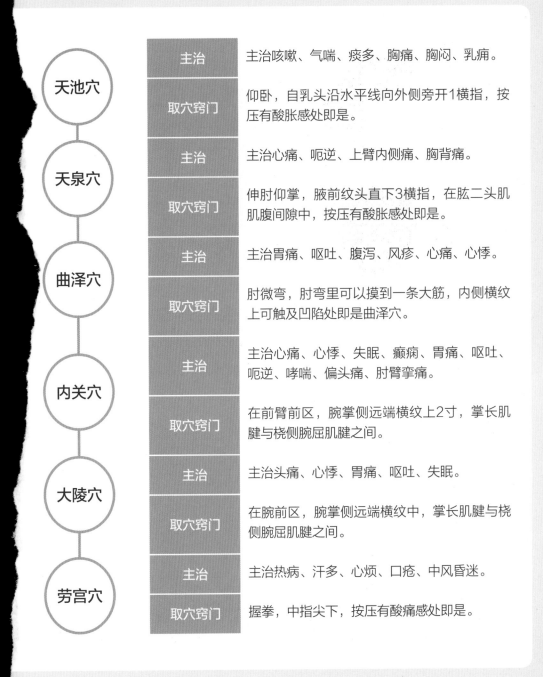

天池穴	主治	主治咳嗽、气喘、痰多、胸痛、胸闷、乳痈。
	取穴窍门	仰卧，自乳头沿水平线向外侧旁开1横指，按压有酸胀感处即是。
天泉穴	主治	主治心痛、呃逆、上臂内侧痛、胸背痛。
	取穴窍门	伸肘仰掌，腋前纹头直下3横指，在肱二头肌肌腹间隙中，按压有酸胀感处即是。
曲泽穴	主治	主治胃痛、呕吐、腹泻、风疹、心痛、心悸。
	取穴窍门	肘微弯，肘弯里可以摸到一条大筋，内侧横纹上可触及凹陷处即是曲泽穴。
内关穴	主治	主治心痛、心悸、失眠、癫痫、胃痛、呕吐、呃逆、哮喘、偏头痛、肘臂挛痛。
	取穴窍门	在前臂前区，腕掌侧远端横纹上2寸，掌长肌腱与桡侧腕屈肌腱之间。
大陵穴	主治	主治头痛、心悸、胃痛、呕吐、失眠。
	取穴窍门	在腕前区，腕掌侧远端横纹中，掌长肌腱与桡侧腕屈肌腱之间。
劳宫穴	主治	主治热病、汗多、心烦、口疮、中风昏迷。
	取穴窍门	握拳，中指尖下，按压有酸痛感处即是。

手少阳三焦经 沟通上下主"气化"

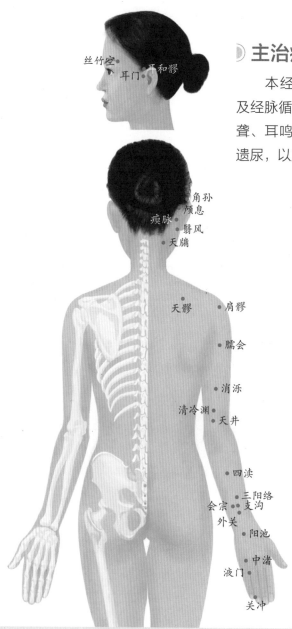

丝竹空
耳门 耳和髎

角孙
颅息
瘈脉
翳风
天牖

天髎 肩髎

臑会

消泺

清冷渊 天井

四渎

三阳络
会宗 支沟
外关 阳池

中渚

液门

关冲

▶ 主治病症

本经腧穴主治热病、头面五官病症及经脉循行部位的其他病症，如头痛、耳聋、耳鸣、目赤肿痛、水肿、小便不利、遗尿，以及肩臂部外侧疼痛等。

—— 引经据典 ——
手少阳三焦经循行路线

三焦手少阳之脉，起于小指次指之端，上出两指之间，循手表腕，出臂外两骨之间，上贯肘，循臑外上肩，而交出足少阳之后，入缺盆，布膻中，散络心包，下膈，遍属三焦。其支者，从膻中，上出缺盆，上项，系耳后，直上出耳上角，以屈下颊至䫒。其支者，从耳后入耳中，出走耳前，过客主人前，交颊，至目锐眦。

—— 《灵枢·经脉》

◗ 常用穴位

阳池穴	主治	主治腕痛、肩臂痛、耳聋、消渴、口干、喉痹等。
	取穴窍门	在腕后区，腕背侧远端横纹上，指伸肌腱的尺侧缘凹陷中。
支沟穴	主治	主治头痛、耳鸣、耳聋、目痛、便秘、胁肋痛、热病等。
	取穴窍门	暴露前臂，在前臂背侧，腕背侧远端横纹上3寸，尺骨与桡骨之间。
肩髎穴	主治	主治臂痛、肩重不能举、中风偏瘫等症。
	取穴窍门	上臂外展时，在肩峰后下方出现的凹陷处。
角孙穴	主治	主治痄腮、目赤肿痛、目翳、牙痛、项强、头痛等。
	取穴窍门	在头部，将耳郭折叠向前，找到耳尖。当耳尖直上入发际处。
耳门穴	主治	主治耳鸣、头晕、面部肌肉酸痛、耳聋、牙痛等。
	取穴窍门	耳屏上缘的前方，张嘴时的凹陷处即是。
丝竹空穴	主治	主治目赤肿痛、眼睑𥆟动、头痛、牙痛、口眼歪斜等。
	取穴窍门	眉梢凹陷处即是。

足少阳胆经 肝胆相照保健康

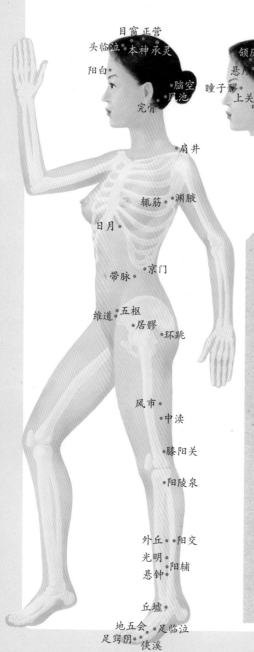

目窗 正营
头临泣 本神 承灵
阳白
脑空
风池
完骨

颔厌
悬颅 率谷 天冲
悬厘 浮白
瞳子髎 曲鬓 头窍阴
上关
听会

肩井

辄筋 渊腋
日月
带脉 京门
维道 五枢
居髎 环跳
风市
中渎
膝阳关
阳陵泉
外丘 阳交
光明 阳辅
悬钟
丘墟
地五会 足临泣
足窍阴 侠溪

◗ 主治病症

本经腧穴主治头面五官病、肝胆病、神志病、热病及经脉循行部位的其他病症，如口苦、目眩、头痛、耳鸣、耳聋、胸胁痛、肩背痛、下肢疼痛等。

引经据典
足少阳胆经循行路线

胆足少阳之脉，起于目锐眦，上抵头角，下耳后，循颈，行手少阳之前，至肩上，却交出手少阳之后，入缺盆。其支者，从耳后入耳中，出走耳前，至目锐眦后。其支者，别锐眦，下大迎，合于手少阳，抵于颐，下加颊车，下颈，合缺盆。以下胸中，贯膈，络肝，属胆，循胁里，出气街，绕毛际，横入髀厌中。其直者，从缺盆下腋，循胸，过季胁，下合髀厌中。以下循髀阳，出膝外廉，下外辅骨之前，直下抵绝骨之端，下出外踝之前，循足跗上，入小指次指之间。其支者，别跗上，入大指之间，循大指歧骨内，出其端，还贯爪甲，出三毛。

——《灵枢·经脉》

常用穴位

上关穴	主治	主治头痛、眩晕、牙痛、口眼歪斜、耳聋。
	取穴窍门	在面部，颧弓上缘中央凹陷中。正坐，耳屏往前量2横指，耳前颧骨弓上侧凹陷处即是上关穴。
阳白穴	主治	主治头痛、目赤肿痛、视物模糊、口眼歪斜。
	取穴窍门	正坐，眼向前平视，眉中直上1横指处即是。
风池穴	主治	主治感冒、头痛、眩晕、颈项强痛、中风、耳鸣、耳聋、鼻衄。
	取穴窍门	枕骨下两条肌肉上端之间陷窝中。
肩井穴	主治	主治肩臂疼痛、落枕、颈椎病、崩漏、中风、乳痈、牙痛等。
	取穴窍门	在肩胛区，第7颈椎棘突与肩峰最外侧点连线的中点。
居髎穴	主治	主治腰腿痹痛、瘫痪、疝气。
	取穴窍门	在臀区，髂前上棘与股骨大转子最凸点连线的中点处。
阳陵泉穴	主治	主治膝肿痛、下肢痿痹、腰扭伤、黄疸、便秘、胁痛、口苦等。
	取穴窍门	屈膝90度，膝关节外下方，腓骨头前下方凹陷处即是。

足厥阴肝经 疏肝理气调心情

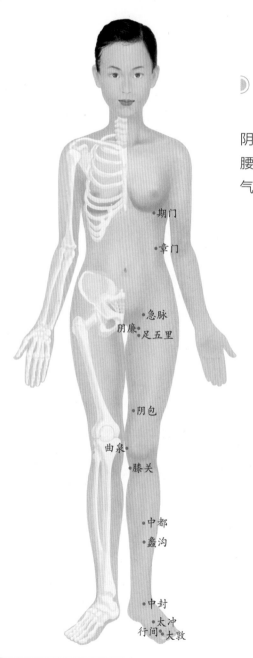

期门
章门
急脉
阴廉 足五里
阴包
曲泉
膝关
中都
蠡沟
中封
太冲
行间 大敦

◗ 主治病症

本经腧穴主治肝胆病、妇科病、前阴病，以及经脉循行部位的其他病症，如腰痛、胸满、呃逆、遗尿、小便不利、疝气、小腹痛等。

引经据典
足厥阴肝经循行路线

肝足厥阴之脉，起于大指丛毛之际，上循足跗上廉，去内踝一寸，上踝八寸，交出太阴之后，上腘内廉，循股阴，入毛中，环阴器，抵小腹，夹胃，属肝，络胆，上贯膈，布胁肋，循喉咙之后，上入颃颡，连目系，上出额，与督脉会于巅。其支者，从目系下颊里，环唇内。其支者，复从肝别贯膈，上注肺。

——《灵枢·经脉》

常用穴位

行间穴	主治	主治目赤肿痛、头痛、眩晕、失眠、癫痫、月经不调、痛经、崩漏、带下、小便不利、疝气等。
	取穴窍门	位于足背侧，第1、第2趾间合缝后方赤白肉分界处凹陷中。
太冲穴	主治	主治头痛、眩晕、口眼歪斜、腹胀、呃逆、黄疸、月经不调、遗尿、小儿惊风等。
	取穴窍门	在足背，第1、第2跖骨间，跖骨底结合部前方凹陷中。
蠡沟穴	主治	主治外阴瘙痒、月经不调、带下、小便不利、疝气、睾丸肿痛等症。
	取穴窍门	在小腿内侧，内踝尖上5寸，胫骨内侧面的中央。
阴包穴	主治	主治腰骶痛引少腹、小便不利、遗尿、月经不调等。
	取穴窍门	在股前区，髌底上4寸，股薄肌与缝匠肌之间。
章门穴	主治	主治腹痛、腹胀、泄泻、肠鸣、痞块、胸胁痛、小儿疳积等。
	取穴窍门	在侧腹部，先找到第11肋游离端，即肋弓下的第1个游离肋骨，该肋骨的下方即为章门穴。
期门穴	主治	主治胸胁胀满疼痛、呕吐、呃逆、腹胀、泄泻、吞酸、乳痈、疟疾等。
	取穴窍门	在胸部，第6肋间隙，前正中线旁开4寸。

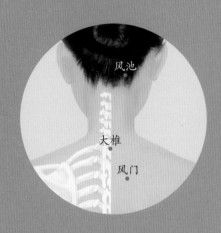

风池

大椎

风门

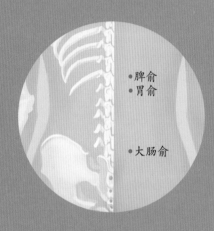

脾俞
胃俞

大肠俞

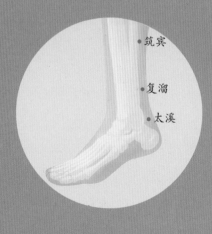

筑宾

复溜

太溪

第 **3** 章

疏经活络，
从头到脚都健康

拔罐可以促进全身气血运行，有效调整五脏六腑的功能，加快新陈代谢、排出毒素、净化血液，从而提高人体的免疫功能，是祛病养生的绿色疗法。

养心安神
清心泻火，宽中理气

《黄帝内经》指出："心者，君主之官，神明出焉。"也就是说，心是五脏之首，是人体的君主。五脏六腑都在心的统一领导下进行分工，互相协调，形成整体的活动功能。心的功能正常，则神明通达，其他脏腑也能各司其职，保持身体健康；相反，如果心脏功能不正常，神明无以自主，其他脏腑的活动也发生紊乱，就要产生疾病。因此，养生贵在养心。

◗ 未病先防痛苦少

1. 适当多吃养心安神的食物，如百合、莲子、茯苓、枣等；少吃盐，每天摄入量控制在 6 克以下。

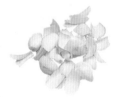

2. 适量的运动可以降低血脂，使血压正常，减轻心脏负担。锻炼的方式是以静为主，以动为辅，动静结合。
3. 养心神就是要保持心气平和，保持心神的虚静状态。
4. 生活有规律，避免长期处于紧张状态中。

◗ 拔罐穴位

内关穴、劳宫穴、天泉穴。

◗ 穴位解析

内关穴

位置：在前臂前区，腕掌侧远端横纹上2寸，掌长肌腱与桡侧腕屈肌腱之间。

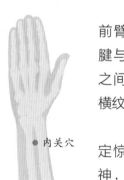

● 内关穴

取穴窍门：在前臂内侧，掌长肌腱与桡侧腕屈肌腱之间，腕掌侧远端横纹上2寸处取穴。

拔罐原理：定惊止悸、养心安神，具有增强心脏功能的作用。

劳宫穴

位置： 在第2、第3掌骨之间，握拳，中指尖下。

取穴窍门： 屈指握掌，在掌心横纹中，第3掌骨的桡侧，屈指握拳时，中指指尖处取穴。

拔罐原理： 清心泻火、宽胸理气，有收摄心神的作用。

天泉穴

位置： 在臂内侧，当腋前纹头下2寸，肱二头肌的长短头之间。

取穴窍门： 伸臂仰掌，在腋前纹头下2寸处，当肱二头肌长短头之间。

拔罐原理： 宽胸理气、疏经活络，可有效缓解心绞痛、心悸、心动过速等症。

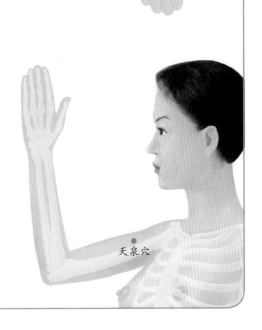

劳宫穴

天泉穴

▶ 拔罐方法

1. 选择小号玻璃火罐或负压罐，吸拔于内关穴上，并留罐10 ～ 20分钟。
2. 选择小号玻璃火罐或负压罐，吸拔于劳宫穴上，并留罐10 ～ 20分钟。
3. 选择小号玻璃火罐或负压罐，吸拔于天泉穴上，并留罐10 ～ 20分钟。

◉ 小偏方　疗效佳

将小米50克淘洗干净，芸豆20克洗净，清水浸泡1小时，一同放入锅中煮成粥食用。有增强胃肠功能、养心安神的功效。

滋肝明目

养肝明目，疏肝理气

《黄帝内经》指出："肝者，将军之官，谋虑出焉。"也就是说，肝是人体主谋虑的器官。借指肝主疏泄的特性。如果肝气疏泄不利，条达失宜，气机失调，则气血紊乱，或滞而不爽或亢而为害。中医还认为，肝开窍于目，肝藏血，目得血而能视。可见，肝与我们的眼睛关系密切，我们可以通过养肝来明目。

未病先防痛苦少

1. 动物肝脏是食补养肝的佳品，能起到补肝养肝的作用。
2. 吃枸杞、当归、阿胶等，有助于养肝血。
3. 饮食以清淡的、富含蛋白质和维生素的食物为主；少吃生冷及不易消化的食物。
4. 平时要保持快乐的心情，多进行户外活动，多唱唱歌，以放松心情。
5. 养肝还要避免过度劳累，平常要做到劳逸结合。

拔罐穴位

太冲穴、行间穴、三阴交穴。

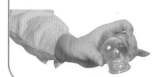

穴位解析

太冲穴

位置： 在足背侧，当第1、第2跖骨间，跖骨底结合部前方凹陷处。

取穴窍门： 取穴时，用手指沿踇趾、第2趾夹缝向上移压，压至能感觉到动脉搏动即是。

拔罐原理： 疏肝解郁、调气理血、化湿通经，有调动肝经元气，疏肝理气的作用，可使眼睛更加明亮。

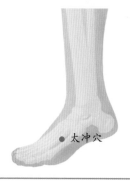

太冲穴

行间穴

位置： 在足背，当第1、第2趾间，趾蹼缘的后方赤白肉际处。

取穴窍门： 在足背，踇趾、第2趾合缝后方赤白肉分界处凹陷中，稍微靠大踇趾边缘。

拔罐原理： 养肝明目、调营活血、泻热通经，有调理肝气的作用。

三阴交穴

位置： 在小腿内侧，当足内踝尖上3寸，胫骨内侧缘后方。

取穴窍门： 正坐屈膝成直角，找到足内踝尖，向上取3寸与胫骨内侧后缘相交处即为三阴交穴。

拔罐原理： 疏肝理气、健脾利湿、通经活络，能调节肝、脾、肾三脏，使气血流通、经气畅行。

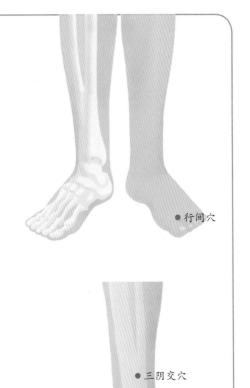

●行间穴

●三阴交穴

拔罐方法

1. 取合适体位，选择大小合适的罐具吸拔太冲穴，留罐 10 ～ 15 分钟。

2. 取合适体位，选择大小合适的罐具吸拔行间穴，留罐 10 ～ 15 分钟。

3. 取合适体位，选择大小合适的罐具吸拔三阴交穴，留罐 10 ～ 15 分钟。

小偏方 疗效佳

取白菊花、枸杞子各5克。开水泡饮，每日服用，连饮半个月至一个月，具有补虚益精、清热止渴、祛风明目的功效，能起到清肝明目的效果。

调和脾胃

通调腑气，和胃止痛

脾和胃都是消化器官，中医认为，脾胃同为"气血生化之源"，是"后天之本"。脾胃虚弱会导致对食物受纳、消化、吸收、转化利用的能力下降，造成营养不良、免疫力下降等，从而引发各种疾病，因此健脾胃是强身健体、防治疾病的养生基础。

未病先防痛苦少

1. 不要熬夜，保持心情愉快。
2. 天凉的时候睡觉盖好被子，特别注意胃部的保暖。
3. 慎用激素、阿司匹林、保泰松等对胃有刺激的药物及苦参、黄连等过于苦寒的药物。

拔罐穴位

胃俞穴、中脘穴、三阴交穴。

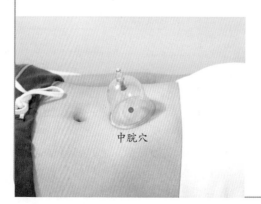

中脘穴

穴位解析

胃俞穴

位置： 在背部，第12胸椎棘突下，后正中线左右各旁开1.5寸。

取穴窍门： 找到第12胸椎，在它的骨性标志之下，左右各旁开2指宽处即是。

拔罐原理： 和胃健脾、理中降逆，具有使背部放松及调节胃肠功能的功效。

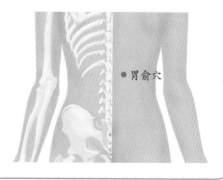

●胃俞穴

中脘穴

位置： 在上腹部，前正中线上，脐中上4寸。

取穴窍门： 从肚脐中央向上量4寸即为中脘穴。

拔罐原理： 通调腑气、和胃止痛，对胃痛、腹胀等消化系统病症有较好的作用。

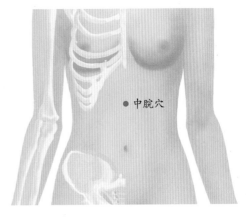

● 中脘穴

三阴交穴

位置： 在小腿内侧，当内踝尖上3寸，胫骨内侧缘后方。

取穴窍门： 正坐屈膝成直角，找到足内踝尖，向上取3寸与胫骨内侧后缘相交处即为三阴交穴。

拔罐原理： 滋阴补肾、健脾利湿，可增强脾脏的功能，排除人体的水湿浊毒。

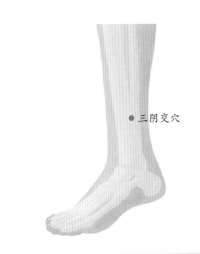

● 三阴交穴

拔罐方法

1. 让患者俯卧，选择大小合适的罐具吸拔胃俞穴，留罐10～15分钟。
2. 让患者仰卧，选择大小合适的罐具吸拔中脘穴，留罐10～15分钟。
3. 取合适体位，选择大小合适的罐具吸拔三阴交穴，留罐10～15分钟。每周2～3次，1个月为1个疗程。

小偏方 疗效佳

将胡椒0.6～1.5克研成末，放在红糖水中饮用，或将胡椒泡在酒中，外敷在剑突下，可治疗因受凉引起的胃痛。

补肾益精

温中益气，扶正固本

肾是人的先天之本，是生命的根本。中医认为，肾藏先天之精，为脏腑阴阳之本，生命之源。凡肾气充沛、精盈髓足的人，不但精神健旺、思维敏捷，而且筋骨强劲、动作有力。反之，肾亏精虚髓少的人，往往腰酸骨软、精神疲惫、头昏健忘、动作疲懒迟缓。因此，我们平时要养好肾。

未病先防痛苦少

1. 肾阳虚者可适当吃一些羊肉、肉苁蓉等温肾壮阳之物；肾阴虚可吃些海参、枸杞、银耳等滋补肾精之物。
2. 黑色入肾，可多吃黑色食物，如乌鸡、黑芝麻、黑米、黑豆等。
3. 选择适合自己的运动，如跑步、气功、打太极拳等。
4. 养精就要节欲，对性生活要有所节制。

拔罐穴位

关元穴、气海穴、涌泉穴。

穴位解析

关元穴

位置： 在下腹部，前正中线上，当脐中下3寸。

取穴窍门： 在腹部正中线上，脐中央往下3寸即是。

拔罐原理： 培元固本、补气回阳，关元穴是阳气的发源地，能温阳祛寒，改善手脚冰凉等症状。

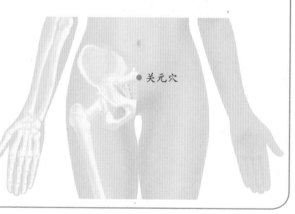

● 关元穴

气海穴

位置： 在下腹部，前正中线上，当脐中下1.5寸。

取穴窍门： 下腹部，前正中线上，脐中央与关元穴的连线中点处，即为此穴。

拔罐原理： 温中益气、扶正固本、培元补虚，能促进气血的运行。

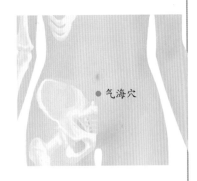

● 气海穴

涌泉穴

位置： 足底第2、第3趾蹼缘与足跟连线的前1/3、中1/3交界处，卷足时前脚掌凹陷处。

取穴窍门： 在足底，屈足卷趾时前脚掌最凹陷处即是。

拔罐原理： 涌泉穴是肾经的重要穴位，拔此穴能开窍醒神、清利头目，还能改善腰膝酸软、性能力低下等肾阳虚症状。

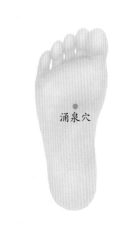

涌泉穴

◗ 拔罐方法一

1. 选择大号拔火罐一个，吸拔关元穴和气海穴。
2. 因为我们下腹部的皮肤比较细嫩且敏感，负压不宜过大，留罐 10 ～ 20 分钟，至皮肤出现红色瘀血为止。每周拔罐 1 次。

拔罐方法二

1. 将涌泉穴进行常规消毒。
2. 选择最小号的负压罐吸拔于涌泉穴上，留罐 10 ～ 20 分钟。
3. 拨出少量血液，起罐后清洁皮肤上的血迹。每月拔罐 1 次。

⟳ 小偏方　疗效佳

吞下舌头下边的津液，每天数十次，有助于养肾。中医认为津液的运行是由肾来调节的，吞津液可以养肾、助消化、抗癌、增强抵抗力，还可以让人长寿。

益智健脑

滋阴补肾，养心健脑

大脑主管着我们全身的感觉、运动和各种生理活动，保证人体内外环境的协调和平衡。大脑很重要也很脆弱。长期脑疲劳，会出现失眠、焦虑、健忘、抑郁等症状；过度的脑疲劳，会导致心脑血管及精神疾病，严重地损害人的身心健康。因此，养生要健脑。

未病先防痛苦少

1. 多吃健脑益智的食物，如核桃、花生、荔枝、龙眼、大枣、百合、黑芝麻、深海鱼等。
2. 工作间歇多到户外散步或做体操、打太极拳等，使大脑得到充分的氧气。
3. 用脑不要过度，做到劳逸结合。
4. 保持愉悦的心情及平和的心态。
5. 节欲可养精，养精才能健脑养神，延迟大脑衰老。

拔罐穴位

心俞穴、内关穴、三阴交穴。

穴位解析

心俞穴

位置： 在背部，当第5胸椎棘突下，后正中线左右各旁开1.5寸。

取穴窍门： 采用正坐或俯卧姿势取穴，当第5胸椎棘突下，左右各旁开2指宽处。

拔罐原理： 宽胸理气、通络安神，可改善健忘症状，尤其是对青壮年偶然出现的健忘效果更佳。

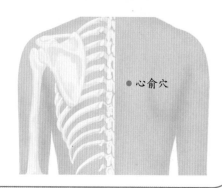

●心俞穴

内关穴

位置： 在前臂前区，腕掌侧远端横纹上2寸，掌长肌腱与桡侧腕屈肌腱之间。

取穴窍门： 在前臂内侧，掌长肌腱与桡侧腕屈肌腱之间，腕掌侧远端横纹上2寸处。

拔罐原理： 定惊止悸、宽胸理气、养心安神，可以增强记忆力，改善健忘心悸、失眠等。

三阴交穴

位置： 在小腿内侧，当足内踝尖上3寸，胫骨内侧缘后方。

取穴窍门： 正坐屈膝成直角，找到足内踝尖，向上取3寸，与胫骨内侧后缘的交点即为三阴交穴。

拔罐原理： 滋阴补肾、调和气血，有效防治失眠、神经衰弱，增强记忆力。

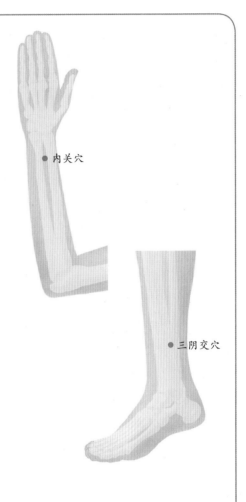

● 内关穴

● 三阴交穴

拔罐方法

取心俞、内关、三阴交穴，用闪火法留罐10～15分钟，隔2～3天1次，1个月为1个疗程。

小偏方 疗效佳

干黄花菜30克，猪瘦肉100克切片，加水烧汤，加食盐、味精、酱油调味。黄花菜有较好的健脑、抗衰老功效。

缓解疲劳

舒筋解痉，强健腰膝

现代快节奏的生活使越来越多的人倍感疲劳。工作时间长、压力大、竞争激烈使人变得越来越疲劳，进而使越来越多的人出现了亚健康状态。疲劳，除了表现为全身无力外，还有四肢怠惰、腰腿酸软、精神不振、视力疲劳等。想要让自己精神焕发，就要学会赶走疲劳。

◗ 未病先防痛苦少

1. 注意劳逸结合，合理安排工间休息。
2. 养成良好的生活习惯，早睡早起、不熬夜。
3. 适当的运动可增强体质，有益身心健康，但运动不宜过量。
4. 保持愉快的心情。

◗ 拔罐穴位

承山穴、足三里穴、涌泉穴。

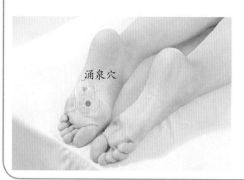

涌泉穴

◗ 穴位解析

承山穴

位置： 在小腿后面正中，腓肠肌两肌腹与肌腱交角处。

取穴窍门： 在小腿后下部，当伸直小腿或足跟上提时，于小腿后方隆起肌的肌腹下方的尖角凹陷处取穴。

拔罐原理： 舒筋解痉、强健腰膝，可有效缓解运动后引起的肌肉酸痛。

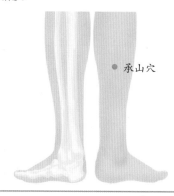

承山穴

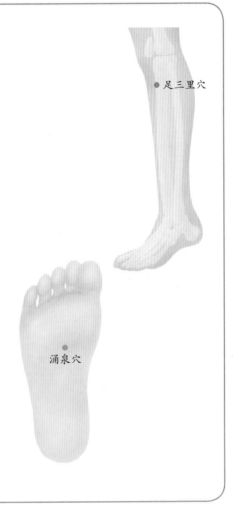

足三里穴

涌泉穴

足三里穴

位置： 在小腿前外侧，当犊鼻下3寸，距胫骨前缘1横指。

取穴窍门： 髌骨下缘，髌韧带外侧凹陷处就是犊鼻穴，从犊鼻穴直下4横指，胫骨前缘外侧1横指处。

拔罐原理： 补中益气、祛风化湿、通经活络，有调节机体免疫力、增强抗病能力的作用，使身体充满活力。

涌泉穴

位置： 足底第2、第3趾蹼缘与足跟连线的前1/3、中1/3交界处，屈足卷趾时前脚掌凹陷处。

取穴窍门： 在足底，屈足卷趾时前脚掌最凹陷处即是。

拔罐原理： 开窍醒神、清利头目，可促进气血运行，使身体充满活力。

拔罐方法

1. 对承山穴进行常规消毒后，用闪火法在穴位上拔罐，留罐10～15分钟，每天1次。

2. 对足三里穴进行常规消毒后，用闪火法在穴位上拔罐，留罐10～15分钟，每天1次。

3. 对涌泉穴进行常规消毒后，用闪火法在穴位上拔罐，留罐10～15分钟，每天1次。

小偏方 疗效佳

吃生姜，生姜的辛辣成分能使身体从内部生热，增强免疫功能。无论是制成蜜饯的姜，还是生姜，都有解毒、提神和消除疲倦的作用。

强筋健骨

调理脏腑，补益虚损

骨骼是我们人体非常重要的组成部分，骨骼越强壮，身体就越结实。中医认为，肾气充足则骨骼强健。所以，保护筋骨除了平时多运动外，还要温补肝肾，以养足气血，濡养全身骨骼筋肉。

▶ 未病先防痛苦少

1. 合理的运动能够强筋健骨，如跳舞、散步、跑步、跳健身操。
2. 多吃富含维生素 D 的食物，如各种深绿色蔬菜、鱼类、乳制品等。

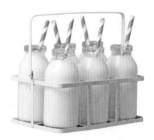

3. 晒太阳是提高人体维生素 D 水平的重要途径。
4. 吸烟和醉酒与骨质流失有很密切的关系。因此，平时要戒烟限酒。

▶ 拔罐穴位

中脘穴、膏肓穴、命门穴。

▶ 穴位解析

中脘穴

位置： 在上腹部，脐中上4寸，前正中线上。

取穴窍门： 从肚脐中央向上量4寸即为中脘穴。

拔罐原理： 通调腑气、和胃止痛、和胃健脾，增强脾胃的运化，促进消化吸收，为身体补充营养。

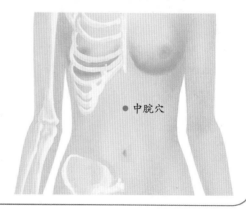

● 中脘穴

膏肓穴

位置： 在背部，当第4胸椎棘突下，后正中线左右各旁开3寸。

取穴窍门： 背部，当第4胸椎棘突下，左右各旁开4指宽处，肩胛骨内侧，一压即痛。

拔罐原理： 调理脏腑、补益虚损，可使身体更强壮。

命门穴

位置： 在腰部，后正中线上，第2腰椎棘突下凹陷中。

取穴窍门： 取俯卧位，此穴在腰部，当后正中线上，第2腰椎棘突下凹陷处。

拔罐原理： 强肾固本，温肾壮阳，增补元气。

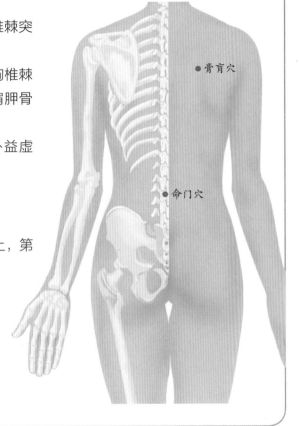

◗ 拔罐方法

取中脘、膏肓、命门穴，用闪火法留罐10～15分钟，隔2～3天1次，1个月为1个疗程。

◑ 小偏方 疗效佳

取牛奶250毫升，核桃仁20克，蜂蜜20克。先将核桃仁洗净，晾干，研成粗末，备用。牛奶放入砂锅，用小火煮沸，调入核桃仁粉，拌匀，再煮至沸。停火，加入蜂蜜，搅拌均匀即可饮用。对肾阳虚型骨质疏松症尤为适宜。

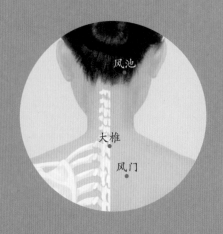

风池

大椎

风门

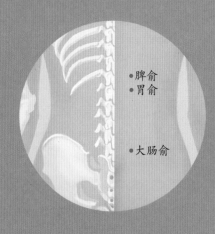

脾俞
胃俞

大肠俞

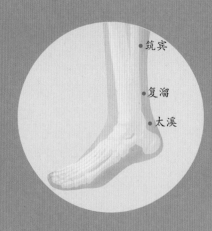

筑宾

复溜

太溪

第 4 章

防治未病，

改善亚健康状态

生活中，受消极心态和不良情绪的影响，很多人会处于似病非病的亚健康状态。这严重影响了人们的生活，同时也是引发各种疾病的诱因。拔罐的方法，可以赶走负面情绪，使你的身体变得健壮、心态变得阳光、生活变得美好。

精神抑郁

疏肝理气，祛除湿热

精神抑郁是一种以情绪低落为主的精神状态，主要表现为悲观、孤独、绝望、烦躁不安，伴随着出现紧张、头痛、认知能力下降、反应迟钝、健忘、疲劳、失眠、胸肋疼痛等症状。严重精神抑郁的患者会发展成为抑郁症。

▷ 症状表现

焦虑不安，头痛，失眠，健忘，反应迟钝，紧张多疑，精神萎靡，认知能力下降，注意力不集中。

▷ 未病先防痛苦少

1. 多吃富含 B 族维生素和氨基酸的食物，比如鱼类、蔬菜、蛋类。
2. 控制自身的情绪，尽量保持心情的舒畅，保持乐观的精神状态。
3. 做一些自己感兴趣的事情，增加自信心和快乐的感觉。
4. 合理安排作息时间，让自己的生活更有规律。
5. 经常参加体育锻炼，因为运动可以产生让人快乐的激素——内啡肽。

▷ 拔罐穴位

心俞穴、肝俞穴、涌泉穴、足三里穴、曲泉穴、太冲穴。

▷ 穴位解析

心俞穴

位置： 位于背部，在第5胸椎棘突下，后正中线左右各旁开1.5寸。

取穴窍门： 低头找到颈部后面最高的骨性突起，往下数5个这样的突起，就是第5胸椎棘突，棘突下左右各旁开2指宽即是。

拔罐原理： 具有宽胸理气的作用，可缓解不良情绪。

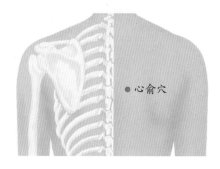

● 心俞穴

肝俞穴

位置： 位于背部，在第9胸椎棘突下，后正中线左右各旁开1.5寸。

取穴窍门： 低头找到颈部后面最高的骨性突起，往下数9个这样的突起，就是第9胸椎棘突，棘突下左右各旁开2指宽即是。

拔罐原理： 疏肝理气，行气止痛。可避免肝气郁滞引起不适。

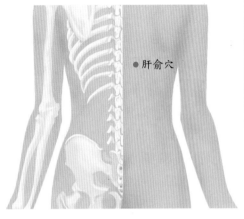

肝俞穴

涌泉穴

位置： 在人体的足底，位于第2、第3趾蹼缘与足跟连线的前1/3与后2/3交点处。

取穴窍门： 在足底，屈足卷趾时前脚掌最凹陷处即是。

拔罐原理： 有清利头目的作用，使心情好转。

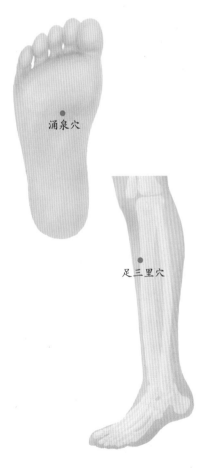

涌泉穴

足三里穴

足三里穴

位置： 在小腿外侧，犊鼻穴下3寸，距胫骨前缘1横指。

取穴窍门： 髌骨下缘，髌韧带外侧凹陷处就是犊鼻穴，从犊鼻穴直下4横指，胫骨前缘外侧1横指处。

拔罐原理： 强身健体，提高机体免疫力。

曲泉穴

位置： 在膝部，腘横纹内侧端，半腱肌肌腱内缘凹陷中。

取穴窍门： 患者取坐位，在腘窝内侧横纹上方的凹陷中取穴。

拔罐原理： 滋阴补肝，祛除湿热，是沟通肝肾的要穴。

太冲穴

位置： 位于足背侧，在第1跖骨间隙的后方凹陷处。

取穴窍门： 让患者取正坐姿势，从第1、第2跖骨的连接处向前摸，触及动脉搏动处即是。

拔罐原理： 疏肝解郁，通经活络。能促进血液循环，缓解不良情绪。

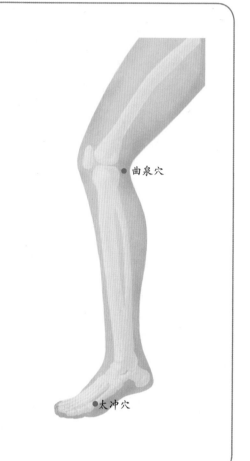

》拔罐方法一

1. 让患者采取合适的体位，选取心俞穴、肝俞穴及涌泉穴。
2. 用镊子夹住95%酒精棉球，点燃后在火罐内旋绕数圈后抽出。
3. 将罐体迅速吸附在以上这些穴位，然后留罐10～15分钟。也可用抽气法进行拔罐操作。
4. 隔日1次，5次为1个疗程。

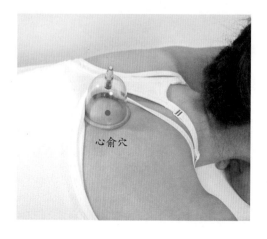

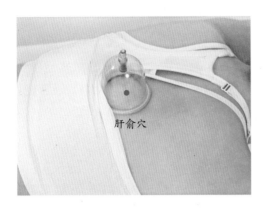

肝俞穴

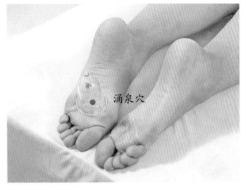

涌泉穴

◗ 拔罐方法二

1. 让患者采取合适的体位，选取足三里穴和曲泉穴。

2. 用镊子夹住 95% 酒精棉球，点燃后在火罐内旋绕数圈后抽出。

3. 将罐体迅速吸附在穴位上，然后留罐 10 ~ 15 分钟。也可用抽气法进行拔罐操作。

4. 每日 1 次，6 次为 1 个疗程。

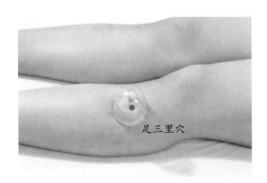

足三里穴

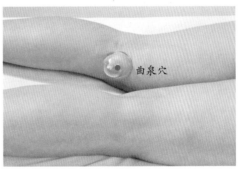

曲泉穴

🔴 小偏方　疗效佳

　　鱼类含有丰富的不饱和脂肪酸，其中DHA（二十二碳六烯酸）更是有"脑黄金"之称，这些不饱和脂肪酸能有效地改善抑郁，增强大脑功能。精神抑郁的人不妨多吃一些鱼或服用鱼油胶囊。

食欲不振

健脾和胃，补中益气

食欲不振是指进食的欲望偏低，中医称为"恶食""厌食"，一些严重食欲不振的患者一见到食物就会恶心呕吐。一般而言，食欲与脾、胃、肠、肝的功能密切相关，这些脏腑的功能失调就会导致积食不化、恶心呕吐、食欲不振。

症状表现

身体疲劳，四肢无力，精神不振，容易犯困，恶心呕吐，无饥饿感。

未病先防痛苦少

1. 及时补充富含维生素 B_6 的食物，增强人体对营养物质的吸收，因为如果维生素 B_6 摄入不足，就会影响人体对蛋白质等产热营养素的吸收。

2. 多喝一些开胃的蔬菜汁和水果汁，比如菠萝苹果汁，蔬果汁含有丰富的酶，具有很好的开胃功效。

3. 禁止吸烟喝酒，吸烟会影响味蕾的感觉，而喝酒则会刺激胃黏膜，这些都会降低食欲。

4. 日常饮食要有规律，而且要注意食物营养的合理搭配，食物种类尽量丰富一些。米饭、面食、鱼类、肉类、豆类、蛋类、牛奶、蔬菜都要吃。

5. 加强身体锻炼，促进肠胃消化，增加食欲。

拔罐穴位

中脘穴、关元穴、足三里穴、胃俞穴、下巨虚穴、阴陵泉穴。

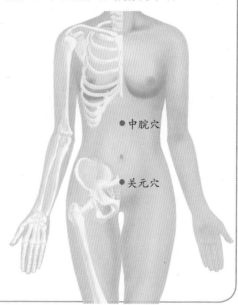

● 中脘穴

● 关元穴

穴位解析

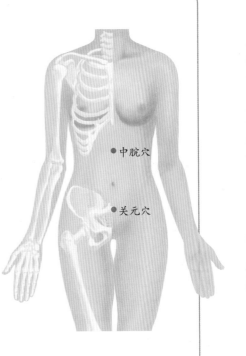

中脘穴

位置： 在腹部前正中线上，脐中上4寸。

取穴窍门： 仰卧取穴，从肚脐中心向上量4寸即是。

拔罐原理： 健脾和胃，补中益气。有缓解胃部不适、促进消化、增强食欲的功效。

足三里穴

位置： 在小腿前外侧，当犊鼻下3寸，距胫骨前缘1横指。

取穴窍门： 髌骨下缘，髌韧带外侧凹陷处就是犊鼻穴，从犊鼻穴直下4横指，胫骨前缘外侧1横指处。

拔罐原理： 防病保健，调理脾胃。足三里穴是胃经的要穴，能够调理胃肠功能，使人精力充沛。

关元穴

位置： 位于人体的下腹部，前正中线上，在肚脐下3寸。

取穴窍门： 采用仰卧姿势，肚脐正下方4横指宽处即是。

拔罐原理： 固本培元，补益下焦。关元穴是补益全身元气的要穴，可增强肠胃功能。

拔罐原理： 有清利头目的作用，使心情好转。

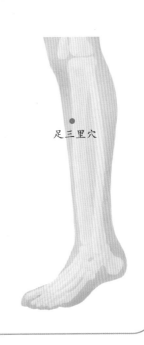

胃俞穴

位置：人体背部，第12胸椎棘突下，后正中线左右各旁开1.5寸。

取穴窍门：先低头找到颈部后面最高的骨性突起，往下数12个这样的突起，就是第12胸椎棘突，棘突下左右各旁开2指宽即是。

拔罐原理：外散胃腑之热。能够活络胃肠功能，对缓解胃痛有较好的作用。

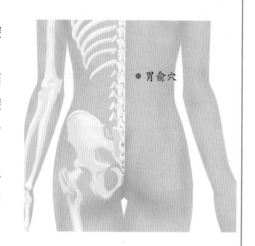

● 胃俞穴

下巨虚穴

位置：在小腿前外侧，当犊鼻下9寸，犊鼻与解溪连线上。

取穴窍门：让患者正坐屈膝，在犊鼻下方9寸，距离胫骨前缘1横指的地方。

拔罐原理：调节肠胃，通经活络，安抚神志。下巨虚穴是小肠下合穴，对腹泻、痢疾等胃肠病症有一定疗效。

阴陵泉穴

位置：在小腿内侧，在胫骨内侧髁后下方凹陷处。

取穴窍门：让患者取坐位，膝盖胫骨内侧髁下方凹陷处即是。

拔罐原理：增强脾的运化功能，促进消化吸收。

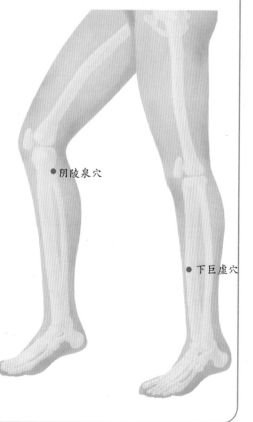

● 阴陵泉穴

● 下巨虚穴

◗ 拔罐方法一

1. 让患者选择合适的体位，分别在胃俞穴、阴陵泉穴进行拔罐。

2. 选择大小合适的罐具，然后将蘸着 95% 酒精的棉花点燃，放入罐具内旋绕数圈后迅速抽出。将罐体吸附在这两个穴位上，然后留罐 10 ～ 15 分钟。也可用抽气法进行拔罐操作。

3. 每日 1 次或隔日 1 次，10 次为 1 个疗程。

◗ 拔罐方法二

1. 让患者选择合适的体位，分别选取胃俞穴、中脘穴、关元穴、足三里穴、下巨虚穴。

2. 选择大小合适的罐具，然后将蘸着 95% 酒精的棉花点燃，放入罐具内旋绕数圈后迅速抽出。将罐体吸拔在这些穴位上，留罐 20 分钟。也可用抽气法进行拔罐操作。

3. 每 2 ～ 3 日 1 次，10 次为 1 个疗程。

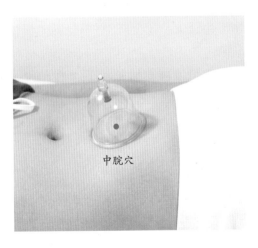

中脘穴

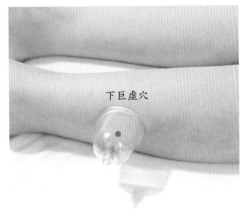

下巨虚穴

◗ 小偏方　疗效佳

　　取生姜一块，洗净后将其捣烂，取汁水用适量的开水稀释，最后在稀释的姜水中加入一些蜂蜜，长期服用可以有效改善食欲不振的症状。

失眠

调和气血，安神定志

失眠，指无法入睡或无法保持睡眠状态，导致睡眠不足，又称入睡和维持睡眠障碍，为各种原因引起的入睡困难、易醒、早醒及醒后再入睡困难等。由压力引起的焦虑与紧张是失眠的最主要原因。

◗ 症状表现

入睡困难，易醒，早醒，醒后难以入睡。

◗ 未病先防痛苦少

1. 饮食以清淡且易消化的食物为主，多补充富含铜元素的食物，如鱿鱼、蘑菇、蚕豆、玉米，以及动物肝、肾等。
2. 忌食胡椒、辣椒等辛辣刺激性食物。
3. 晚饭不宜过饱，尤须注意睡前不宜大量进食，也不宜大量饮水。
4. 养成良好的睡眠卫生习惯，如保持卧室清洁、安静、远离噪音、避开光线刺激等；避免睡前喝茶、饮酒等。

◗ 拔罐穴位

三阴交穴、足三里穴、肾俞穴、心俞穴、脾俞穴。

◗ 穴位解析

三阴交穴

位置： 在小腿内侧，当内踝尖上3寸，胫骨内侧缘后方。

取穴窍门： 正坐屈膝成直角，找到足内踝尖，向上取3寸与胫骨内侧后缘相交处即为三阴交穴。

拔罐原理： 滋阴补肾，调和气血。有安神定志、促进睡眠的作用，对轻度睡眠障碍有较好的治疗效果。

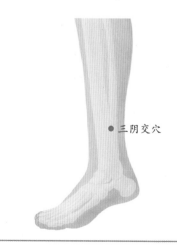

● 三阴交穴

足三里穴

位置： 在小腿前外侧，当犊鼻下3寸，距胫骨前缘1横指。

取穴窍门： 髌骨下缘，髌韧带外侧凹陷处就是犊鼻穴，从犊鼻穴直下4横指，胫骨前缘外侧1横指处。

拔罐原理： 健脾和胃，补中益气，改善胃肠功能，避免宿食停滞或胃肠积热，内扰心神引起失眠。

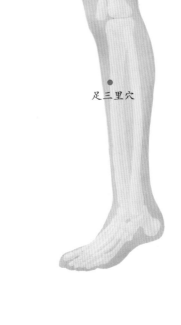

足三里穴

肾俞穴

位置： 位于腰部，在第2腰椎棘突下，后正中线左右各旁开1.5寸。

取穴窍门： 采用俯卧的姿势，第2腰椎棘突下，左右各旁开2指宽即是。

拔罐原理： 调节肾功能，培补元气。可宁心安神、益气养血，能有效改善失眠症状，加快入睡。

脾俞穴

位置： 在背部，当第11胸椎棘突下，后正中线左右各旁开1.5寸。

取穴窍门： 在背部，第11胸椎棘突下，左右各旁开2指宽处。

拔罐原理： 健脾和胃，利湿升清。对于治疗失眠、多梦有较好的效果。

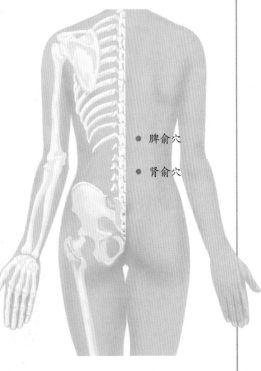

脾俞穴

肾俞穴

心俞穴

位置： 在背部，当第5胸椎棘突下，后正中线左右各旁开1.5寸。

取穴窍门： 先低头找到颈部后面凸出的骨性突起，往下数5个这样的突起，就是第5胸椎棘突，棘突下左右各旁开2指宽处即是。

拔罐原理： 宽胸理气，通络安神。拔此穴对失眠有较好的疗效。

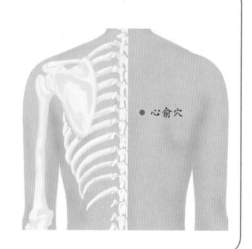

心俞穴

◗ 拔罐方法一

1. 让患者采取合适的体位，选取足三里穴、三阴交穴。
2. 用镊子夹住95%酒精棉球，点燃后在火罐内旋绕数圈后抽出。
3. 将罐体迅速吸附在穴位上，然后留罐10～15分钟。也可用抽气法进行拔罐操作。
4. 可每日或隔日治疗1次。

◗ 拔罐方法二

1. 让患者采取俯卧姿势，选取脊椎两侧的心俞穴、肾俞穴、脾俞穴。
2. 在选定的穴位及其周边部位涂上凡士林，然后在罐具的边缘也涂上凡士林。
3. 用镊子夹住95%酒精棉球，点燃后在火罐内旋绕数圈后抽出。
4. 将罐具吸附在这些穴位上，手握罐体沿着脊椎两侧的这些穴位在皮肤上上下左右来回推拉，等到局部皮肤出现潮红或者瘀血为止。也可用抽气法进行拔罐操作。

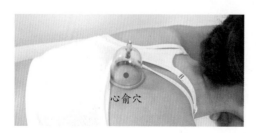

心俞穴

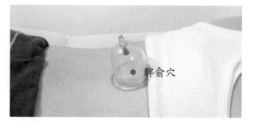

脾俞穴

肌肉酸痛

活血化瘀，通经活络

肌肉酸痛是运动过程中出现的一种症状，一般分为急性肌肉酸痛和迟发性肌肉酸痛，急性肌肉酸痛是指在运动中或运动结束后很短时间内发生的疼痛，往往是由于用力时血流中断，缺血缺氧情况下产生乳酸，乳酸堆积在肌肉中刺激神经引起疼痛。迟发性肌肉酸痛则主要与结缔组织损伤有关。

◗ 症状表现

急性肌肉酸痛： 肌肉突然疼痛，活动受到限制，休息后疼痛渐渐减轻或消除。

慢性肌肉酸痛： 一般在运动后的24小时之后发生，肌肉受到轻微损伤，且呈现酸胀疼痛状态，肌肉的力量明显下降。

◗ 未病先防痛苦少

1. 根据自身体质，合理安排运动锻炼，不要给肌肉增加过重的负荷。
2. 准备活动要做充分，避免突然剧烈活动引起肌肉拉伤。
3. 多吃富含维生素的蔬菜和水果，维生素有助于受损组织的修复。
4. 对疼痛处进行拉伸训练，缓解肌肉酸痛。

◗ 拔罐穴位

足三里穴、曲池穴、合谷穴、阳陵泉穴。

◗ 穴位解析

足三里穴

位置： 在小腿前外侧，当犊鼻下3寸，距胫骨前缘1横指。

取穴窍门： 髌骨下缘，髌韧带外侧凹陷处就是犊鼻穴，从犊鼻穴直下4横指，胫骨前缘外侧1横指处。

拔罐原理： 防病保健，通经活络。提升免疫力，缓解疼痛。

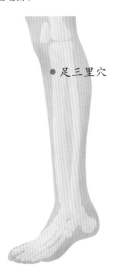

● 足三里穴

合谷穴

位置： 在手背，第2掌骨桡侧的中点处。

取穴窍门： 一手拇指、食指分开，将另一手的拇指指关节横纹放在该虎口指蹼缘上，当拇指尖到达处是穴。

拔罐原理： 镇静止痛，通经活络。对局部肌肉痉挛有一定疗效。

曲池穴

位置： 在肘区，尺泽与肱骨外上髁连线的中点处。

取穴窍门： 采取正坐姿势，屈肘，肱骨外上髁内缘凹陷处即是。

拔罐原理： 有助于缓解上肢肌肉疼痛。

阳陵泉穴

位置： 小腿外侧，在腓骨头前下方的凹陷处。

取穴窍门： 患者取仰卧姿势，下肢微屈，腓骨头前下方的凹陷处即是。

拔罐原理： 疏肝利胆，通经活络。具有活血化瘀、促进血液循环的作用。

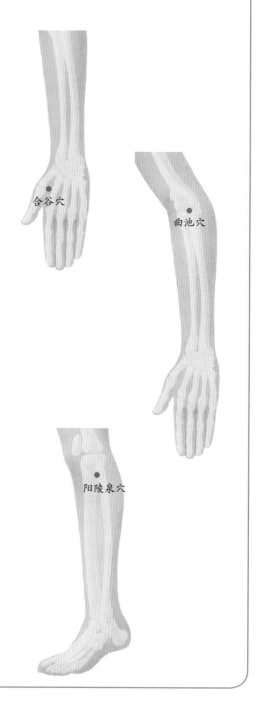

合谷穴

曲池穴

阳陵泉穴

◗ 拔罐方法一

1. 让患者采取合适的体位，选取合谷穴和阳陵泉穴。

2. 用镊子夹住 95% 酒精棉球，点燃后在火罐内旋绕数圈后抽出。

3. 将罐体迅速吸附在以上这些穴位，然后留罐 10 ～ 15 分钟。也可用抽气法拔罐。

4. 隔日 1 次，5 次为 1 个疗程。

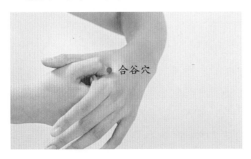
合谷穴

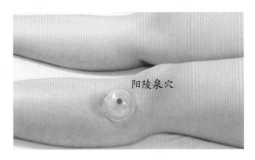
阳陵泉穴

◗ 拔罐方法二

1. 让患者采取合适的体位，选取足三里穴和曲池穴。

2. 点燃蘸着 95% 酒精的棉花，用镊子夹紧，然后伸入罐具中旋绕数周，接着迅速取出。

3. 将罐体迅速吸附在穴位上，然后留罐 10 ～ 15 分钟。也可用抽气法拔罐。

4. 每日治疗 1 次，6 次为 1 个疗程。

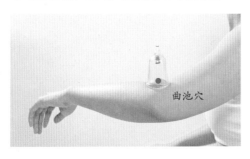
曲池穴

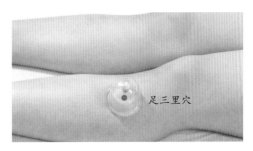
足三里穴

◗ 小偏方　疗效佳

　　对局部肌肉进行热敷，可促进血液循环、加快新陈代谢，有助于缓解肌肉酸痛。配合适当的伸展运动和按摩，能加速消除延迟性肌肉酸痛。

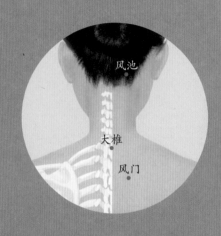

风池

大椎

风门

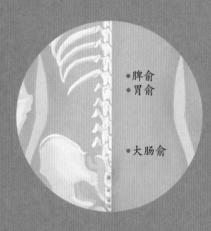

脾俞
胃俞

大肠俞

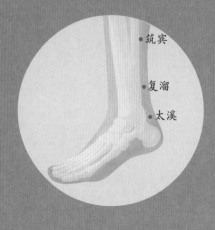

筑宾

复溜

太溪

第5章

调理脏腑，

拔去内科常见病

许多常见内科疾病用拔罐就能搞定。这些身体的小毛病，如果能在家用拔罐的方法解决，既经济又方便，还能够阻止这些小毛病发展成大问题。

感冒
调理脏腑，补益虚损

普通感冒又称"伤风"，是指由病原体引起的急性上呼吸道感染。感冒在一年四季都会发生，但以冬春两季最为多见，年龄、性别之间发病无明显差异，有时可呈一定范围的流行。流行性感冒是由流感病毒引起的急性传染病，起病比较急，不同人轻重程度不同。感冒虽然会自愈，但如果处理不好，还会惹上支气管炎、肺炎、心肌炎等疾病。

▶ 症状表现

普通感冒：成人多数由鼻病毒引起，初期可有咽干、鼻塞、流清水样鼻涕等症状。2～3天后，鼻涕变稠，也可出现咳嗽、声音嘶哑、呼吸不畅等。通常不会出现发热。

流行性感冒：由流感病毒引起，这种感冒传染性强，潜伏期短。容易出现寒战、高热等症状，呼吸道的症状往往较轻。

▶ 未病先防痛苦少

1. 平时多吃蔬菜和水果，补充体内维生素。

2. 每天开窗通风数次，保持室内空气新鲜。

3. 注意保暖。当身体受凉时，呼吸道血管收缩，血液供应减少，局部抵抗力下降，致病微生物就会乘虚而入。

4. 不要过度劳累。因为劳累时免疫功能较弱，抵抗力较差。

5. 多进行体育运动，以增强体质。

▶ 拔罐穴位

风池穴、风门穴、外关穴、尺泽穴、大椎穴。

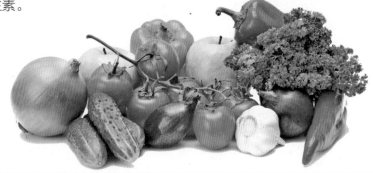

◗ 穴位解析

风池穴

位置： 在颈后区，枕骨之下，胸锁乳突肌上端与斜方肌上端之间的凹陷中。

取穴窍门： 在两耳后下方，胸锁乳突肌上端与斜方肌上端的凹陷中即是。

拔罐原理： 有清热、疏风解表的作用，适合风热感冒。

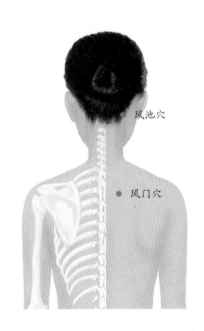

风门穴

位置： 在背部，第2胸椎棘突下，后正中线左右各旁开1.5寸。

取穴窍门： 背部，从大椎向下数2个骨性突起，突起下左右各旁开2指宽处。

拔罐原理： 宣通肺气，调理气机。可缓解由肺气失宣引起的咳嗽、流鼻涕等症状。

外关穴

位置： 在前臂后区，腕背侧远端横纹上2寸，尺骨与桡骨间隙中点。

取穴窍门： 前臂背侧面，于手腕背侧横纹向上量3指，尺骨与桡骨间隙中点取穴。

拔罐原理： 清热解表，通经活络。可缓解感冒引起的发热、头痛、肌肉酸痛等症。

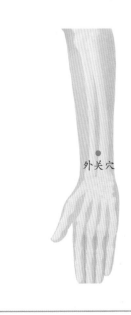

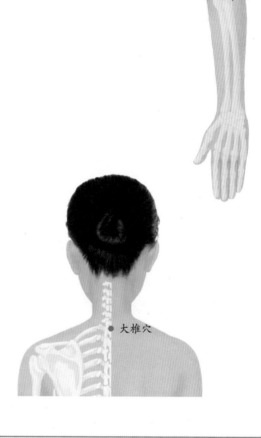

尺泽穴

位置： 在肘横纹中，肱二头肌腱桡侧凹陷处。

取穴窍门： 取穴时先屈肘，在手臂内侧中央处有粗腱，腱的外侧凹陷处即是。

拔罐原理： 清宣肺气，泻火降逆。有助于缓解感冒引起的不适症状。

大椎穴

位置： 在后正中线上，第7颈椎棘突下凹陷中。

取穴窍门： 低头，在后颈部最高的骨性隆起处，其棘突下凹陷处即为大椎穴。

拔罐原理： 清热解表，有助于缓解感冒引起的咳嗽、头痛、发热等。

拔罐方法一

1. 患者取坐位，施术者用消过毒的玻璃火罐进行拔罐操作。
2. 用镊子夹住一小团棉球，蘸上浓度为95%的酒精，左手握住罐体，罐口朝右下方，把燃着的棉球伸入罐内旋绕数周，快速取出。
3. 用罐（或用抽气罐）吸拔风池穴、风门穴、外关穴10～20分钟，每日1次。此法适用于风寒感冒。

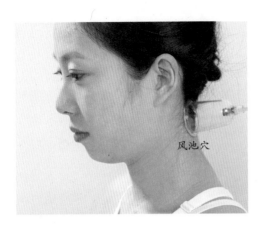
风池穴

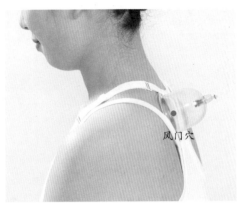
风门穴

◗ 拔罐方法二

1. 患者取坐位，先以针点刺大椎穴。
2. 施术者再用消过毒的玻璃火罐进行拔罐操作。
3. 用镊子夹住一小团棉球，蘸上浓度为95%的酒精，左手握住罐体，罐口朝右下方，把燃着的棉球伸入罐内旋绕数周，快速取出。
4. 用罐（或用抽气罐）吸拔风池穴、尺泽穴、大椎穴5～10分钟，每日1次。此法适用于风热感冒。

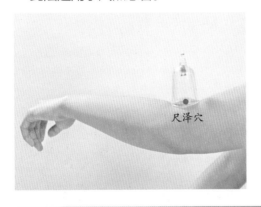
尺泽穴

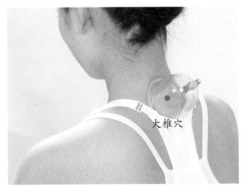
大椎穴

⟳ 小偏方 疗效佳

　　取葱白250克，洗净沥干水，切成小段；大蒜120克，洗净沥干水后，剥去薄膜切片；将二者放入锅内，加入适量清水煎煮。每天饮用3次，每次100～150毫升，连服2～3天。可预防流行性感冒。

咳嗽

清热排毒，止咳平喘

咳嗽是一种常见的临床病症。中医认为咳嗽是由六淫外邪侵袭于肺，或脏腑功能失调，内伤及肺，肺气不清，失于宣降所引起的。感冒、环境刺激等都容易引发咳嗽；有些人对鱼类、虾蟹、蛋类、牛奶等食物过敏，也会引发咳嗽。咳嗽主要分外感咳嗽和内伤咳嗽两大类。引起外感咳嗽的常见外邪有风寒、风热、燥热三种；内伤咳嗽原因很多，肺阴亏耗、肺气不足、脾失健运等均可引起咳嗽。

▶ 症状表现

外感咳嗽：起病较急，病程短，并伴有外感表证，脉证多属实证。

内伤咳嗽：发病较缓，病程较长，兼有不同的里证，脉证虚实互见。

▶ 未病先防痛苦少

1. 保持环境空气清洁，避免香烟、煤烟、尘埃、寒冷空气等刺激性气体和过敏原。
2. 保持个人卫生，勤洗手，不用公用毛巾。
3. 平时多吃些绿叶蔬菜、动物内脏、蛋黄、牛奶等富含维生素的食物；忌食辛辣、肥腻和过于寒凉之品。
4. 注意保暖，不要受寒，防止伤风感冒，感冒是引起咳嗽发生、反复和加重的重要原因。
5. 加强锻炼，多进行户外活动，提高机体抗病能力。

▶ 拔罐穴位

肺俞穴、风门穴、大椎穴、曲池穴、尺泽穴、大杼穴。

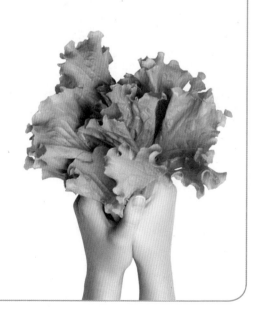

◗ 穴位解析

肺俞穴

位置： 在背部，当第3胸椎棘突下，后正中线左右各旁开1.5寸。

取穴窍门： 取穴时，先低头找到颈部后面最高的骨性突起，这是第7颈椎的棘突，往下数3个这样的突起，就是第3胸椎棘突，棘突下左右各旁开2指宽处即是此穴。

拔罐原理： 有清热、疏风解表的作用，特别适合风热感冒。

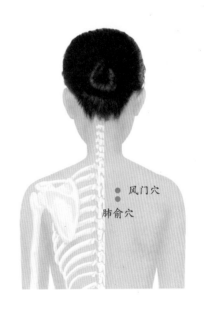

风门穴

位置： 在背部，第2胸椎棘突下，后正中线左右各旁开1.5寸。

取穴窍门： 背部，从大椎向下数2个骨性突起，突起下左右各旁开2指宽处。

拔罐原理： 宣通肺气，调理气机。可缓解由肺气失宣引起的咳嗽等症状。

大椎穴

位置： 在后正中线上，第7颈椎棘突下凹陷中。

取穴窍门： 低头，后颈部最高的骨性隆起处为第7颈椎棘突，其下凹陷处即为大椎穴。

拔罐原理： 清热解毒，解表通阳。具有化痰止咳的作用。

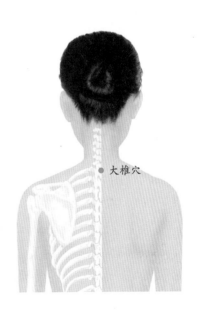

曲池穴

位置： 在肘区，尺泽与肱骨外上髁连线的中点处。

取穴窍门： 采取正坐姿势，屈肘，肱骨外上髁内缘凹陷处即是。

拔罐原理： 疏风解表。可缓解流行性感冒引起的咳嗽、发热等。

尺泽穴

位置： 在肘横纹上，肱二头肌腱桡侧凹陷处。

取穴窍门： 取穴时屈肘，在手臂内侧中央处有粗腱，腱的外侧凹陷处即是。

拔罐原理： 清宣肺气，泻火降逆。对感冒引起的咳嗽有不错的疗效。

大杼穴

位置： 在背部，第1胸椎棘突下，后正中线左右各旁开1.5寸处。

取穴窍门： 先确定大椎穴，再往下数1个突起，即为第1胸椎棘突，其下方左右各旁开2指宽处。

拔罐原理： 强筋骨，清邪热。对感冒引起的咳嗽、喘息等有较好的疗效。

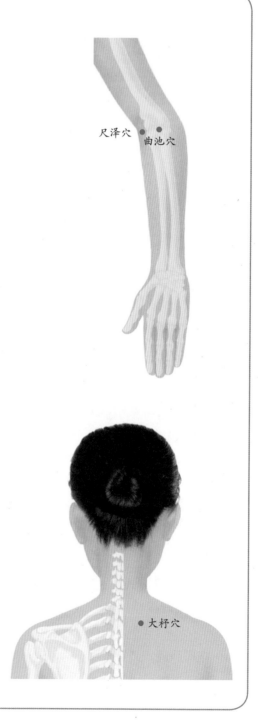

尺泽穴　曲池穴

● 大杼穴

▶ 拔罐方法一

1. 操作时取坐位。
2. 选取小口径玻璃罐，以闪火法或抽气法吸拔肺俞穴、大椎穴、风门穴、曲池穴 10 ～ 20 分钟，每日 1 次。此法适用于风寒袭肺所致的咳嗽。

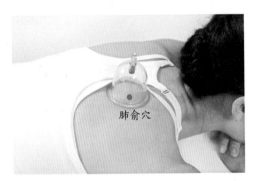

肺俞穴

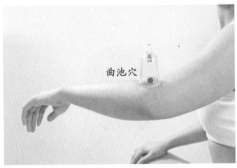

曲池穴

▶ 拔罐方法二

1. 操作时取坐位。
2. 选用小口径玻璃罐，以闪火法或抽气法吸拔肺俞穴、大椎穴、尺泽穴、大杼穴 10 ～ 20 分钟，每日 1 次。此法适用于风热犯肺所致的咳嗽。

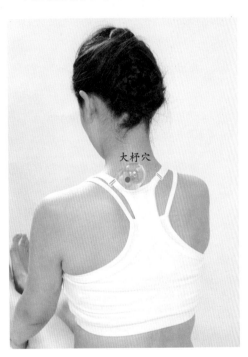

大杼穴

◉ 小偏方　疗效佳

1. 将两手掌心相对互相擦热，用掌根贴住额前发际，从上而下擦至颌部，然后沿下颌骨分擦至两耳，用拇指、食指夹住耳垂部，轻轻往外拉，然后手掌擦至两侧颞面部至前额部，重复 16 次，以两耳发热、面部有舒适感为宜。

2. 将橘子洗净，用纸巾将表面上的水擦干，然后放炭火的铁架上烤，离火约一拳远，并不停地翻动，直到橘皮发黑、橘子冒热气并伴有橘香味即可。如果是大橘子每次吃 1 个，儿童每次吃 2～3 瓣就可以了，每天 2 次。适用于风寒感冒引起的咳嗽。

头痛头晕

镇静止痛，通经活络

头痛是人体的一种自感病症，在临床上较为常见。头痛，既可单独出现，为病；亦可并发于其他疾病中，为症。中医认为，头痛剧烈，经久不愈，呈发作性者为"头风"。根据临床表现，一般又可分为外感头痛和内伤头痛两大类。急性头痛，多为外感，慢性头痛，多为内伤。

◗ 症状表现

外感头痛：起病较急，常伴有恶寒、发热、鼻塞、流涕等表证。

内伤头痛：起病缓慢、时作时止、缠绵难愈。多与肝、脾、肾三脏的病变及气血失调有关。

◗ 未病先防痛苦少

1. 外感头痛患者应饮食清淡，慎用补虚之品，宜食有助于疏风散邪的食物，如葱、姜、豆豉、藿香、芹菜、菊花等；风热头痛者宜多食绿豆、萝卜、藕、百合、生梨等具有清热作用的食物。
2. 应忌烟、忌酒、忌喝浓茶。
3. 保持居室环境整洁，空气清新。
4. 避免长时间面对电脑和连续用脑，应注意劳逸结合。

◗ 拔罐穴位

肩井穴、大椎穴、合谷穴、风池穴、肝俞穴。

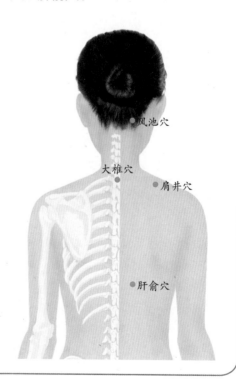

◗ 穴位解析

肩井穴

位置： 在肩胛区，第7颈椎棘突与肩峰最外侧点连线的中点。

取穴窍门： 双手交抱，掌心向下放在肩上，中间3指放在肩颈交会处，中指指腹所在的位置即是肩井穴。

拔罐原理： 祛风清热，活络消肿。放松颈部肌肉，疏通颈部和头部气血。

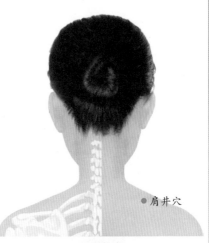

● 肩井穴

大椎穴

位置： 在后正中线上，第7颈椎棘突下凹陷中。

取穴窍门： 低头，后颈部最高的骨性隆起处为第7颈椎棘突，其下凹陷处即为大椎穴。

拔罐原理： 清热解毒，解表通阳。有通经活络的功效，可有效缓解头晕头痛。

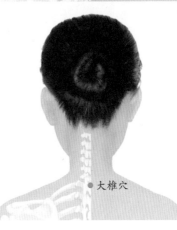

● 大椎穴

合谷穴

位置： 在手背，第2掌骨桡侧的中点处。

取穴窍门： 一手拇指、食指分开，将另一手的拇指指关节横纹放在该手虎口指蹼缘上，当拇指尖到达处是穴。

拔罐原理： 镇静止痛，通经活络。对各种头痛都有较好的作用。

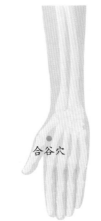

合谷穴

风池穴

位置： 在颈后区，枕骨之下，胸锁乳突肌上端与斜方肌上端之间的凹陷中。

取穴窍门： 在两耳后下方，胸锁乳突肌上端与斜方肌上端的凹陷中即是。

拔罐原理： 增加大脑供血，以缓解头痛头晕、眼花耳鸣等症状。

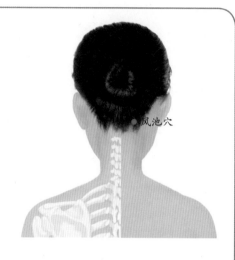

肝俞穴

位置： 在背部，当第9胸椎棘突下，后正中线左右各旁开1.5寸。

取穴窍门： 低头找到颈部后面最高的骨性突起，往下数9个这样的突起，即为第9胸椎棘突，棘突下左右各旁开2指宽即是。

拔罐原理： 疏肝利胆，降火，益肝明目。还具有疏经活络、行气活血的作用，可减轻头晕头痛的症状。

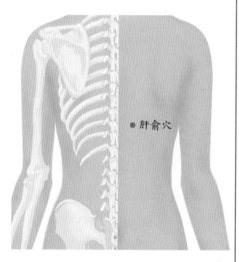

◗ 拔罐方法一

1. 患者取合适体位，施术者用消过毒的玻璃火罐进行拔罐操作。

2. 用镊子夹住一小团棉球，蘸上浓度为95%的酒精，左手握住罐体，罐口朝右下方，把燃着的棉球伸入罐内旋绕数周，快速取出。

3. 左手快速把罐体吸附在合谷穴、大椎穴、肩井穴对应的部位上，或用抽气罐吸拔上述穴位，每日或隔日1次，此法适合内伤头痛患者。

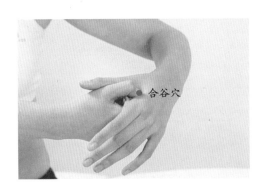

合谷穴

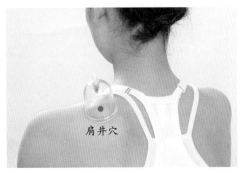

肩井穴

◗ 拔罐方法二

1. 患者取合适体位，施术者用消过毒的玻璃火罐进行拔罐操作。

2. 用镊子夹住一小团棉球，蘸上浓度为 95% 酒精，左手握住罐体，罐口朝右下方，把燃着的棉球伸入罐内旋绕数周，快速取出。

3. 左手快速把罐体吸附在肝俞穴、大椎穴、风池穴对应的部位上，或用抽气罐吸拔上述穴位，每日或隔日 1 次，此法适合内伤头痛患者。此法在头颈部操作后会留下罐印，影响美观，但 3～5 天后即可消失。

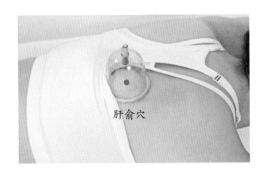

肝俞穴

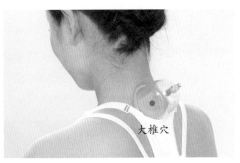

大椎穴

◗ 小偏方　疗效佳

1. 头痛时还可以选择冰敷的方法来止痛，往塑料袋中加入适量冰块，并用橡皮筋将口系上，用毛巾裹起，敷在头痛处，能使扩张的血管收缩，对偏头痛及发热引起的头痛有一定缓解作用。

2. 取龙眼壳15克洗净，放入锅内，加入适量的清水，水煎20分钟，然后取汁饮用，可缓解头晕、头痛。

腹泻
健脾理气，调理肠胃

腹泻指排便次数增多，粪质稀薄，或带有黏液、脓血、未消化的食物。腹泻分急性和慢性两类。急性腹泻起病急骤，病程较短；慢性腹泻指病程在两个月以上或间歇期在 2～4 周内的复发性腹泻。中医认为，由于感受外邪、饮食不节、情志失调等因素影响脾胃的运化、吸收、升降等功能，导致腹泻的发生。

▷ 症状表现

粪质稀薄，排便次数增加，还常伴有排便急迫感、肛门不适、失禁等症状。

▷ 未病先防痛苦少

1. 多喝水，少吃辛辣刺激、生冷油腻的食物。
2. 吃新鲜的食物，尽量不吃剩饭、剩菜。
3. 食物要生熟分开，避免交叉污染。
4. 注意个人饮食卫生，记得饭前便后要洗手。
5. 清洁环境，及时灭蝇、灭蟑。

▷ 拔罐穴位

天枢穴、大肠俞穴、中脘穴、足三里穴、神阙穴、气海穴。

▷ 穴位解析

天枢穴

位置： 在腹中部，脐中左右各旁开2寸。

取穴窍门： 脐中左右各旁开2寸即是。

拔罐原理： 健脾理气，和胃利肠。可对腹部气血进行局部调整，缓解腹泻、腹痛。

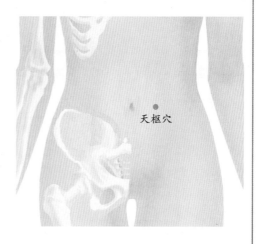

天枢穴

大肠俞穴

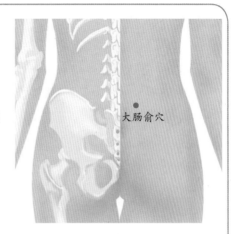

位置： 在腰部，当第4腰椎棘突下，后正中线左右各旁开1.5寸。

取穴窍门： 取俯卧位，在第4腰椎棘突下，左右各旁开2指宽处取穴。

拔罐原理： 理气降逆，调和肠胃。调节肠道气血运行，有效缓解腹泻。

中脘穴

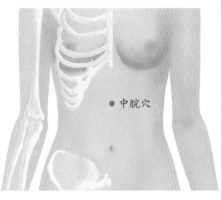

位置： 在上腹部，脐中上4寸，前正中线上。

取穴窍门： 从肚脐中央向上量4寸，即为中脘穴。

拔罐原理： 通调腑气，和胃止痛。可以调理肠胃，缓解腹泻。

足三里穴

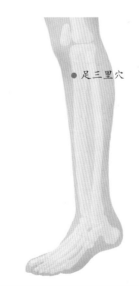

位置： 在小腿前外侧，当犊鼻下3寸，距胫骨前缘1横指。

取穴窍门： 髌骨下缘，髌韧带外侧凹陷处就是犊鼻穴，从犊鼻穴直下4横指，胫骨前缘外侧1横指处。

拔罐原理： 健脾和胃，调理中气。能够调理胃肠功能，防治腹泻。

神阙穴

位置： 在肚脐正中。

取穴窍门： 腹中部，脐中央。

拔罐原理： 温补元阳，健运脾胃，复苏固脱。在此穴位拔罐对治疗腹泻有很好的疗效。

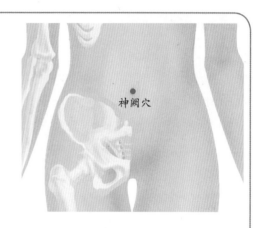

气海穴

位置： 在下腹部，前正中线上，当脐中下1.5寸。

取穴窍门： 下腹部，前正中线上，神阙下2横指处。

拔罐原理： 温养益气，扶正固本，培元补虚。可调理肠胃，有效缓解腹痛腹泻。

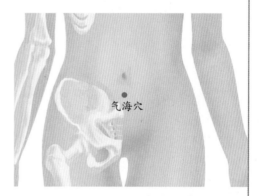

拔罐方法一

1. 按穴位所在的不同部位，选择不同的体位和不同口径的火罐。
2. 先将天枢穴、大肠俞穴、足三里穴进行常规消毒。
3. 每穴用三棱针点刺 3～5 下，然后用闪火法拔罐。本法适用于治疗各种原因引起的泄泻，尤其适用于急性腹泻。

◗ 拔罐方法二

1. 按穴位所在的不同部位，选择不同的体位和不同口径的火罐。

2. 将天枢穴、中脘穴、气海穴、神阙穴进行常规消毒。

3. 用闪火法或抽气法将罐吸拔于所选穴位，留罐 10 ～ 15 分钟。每日治疗 1 次，
   3 次为 1 疗程。本法特别适用于慢性腹泻，一般治 2 ～ 3 个疗程就可以减轻
   或痊愈。

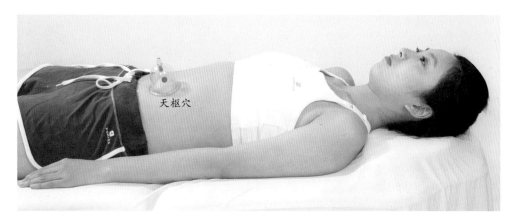

天枢穴

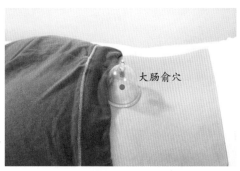

大肠俞穴

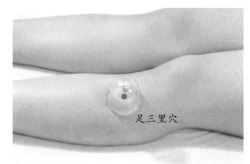

足三里穴

◐ 小偏方　疗效佳

1. 取粗盐适量，将其放入铁锅内炒热，用布包好，趁热敷于腹部。每天2次，连敷
   数日。可辅助治疗腹泻。

2. 取无花果叶100克洗净，切细，加入红糖50克炒干，研成细末，以开水送服。可
   辅助治疗腹泻。

便秘

理气降逆，调理肠胃

便秘是指大便秘结不通，排便间隔时间延长，或排便艰涩不畅的一种病症。中医认为，便秘多由大肠积热，或气滞，或寒凝，或阴阳气血亏虚，使大肠传导功能失常所致。根据其症状特点，有热结便秘、气滞便秘、气虚便秘、血虚便秘、阴虚便秘、阳虚便秘等类型。

▶ 症状表现

热结便秘：大便干结，小便短赤，面红身热，伴有口臭、口干，或兼有腹胀、腹痛。

阳虚便秘：大便干涩，小便清长，喜热怕冷，四肢不温，舌淡苔白。

气虚便秘：虽有便意，临厕努挣乏力，挣则汗出短气，面色发白，神疲气怯。

▶ 未病先防痛苦少

1. 平时多吃些蔬菜和水果；少吃辣椒、葱、蒜等辛辣食物，少饮酒。
2. 适当多吃干果，如核桃仁、松子仁、杏仁、各种瓜子仁、桃仁等。
3. 定期吃些粗粮，如高粱、燕麦、玉米、小米等。
4. 平时要养成早晨起床后排便的习惯，有规律的排便对防治便秘有积极的作用。
5. 要避免久卧久坐，多做运动，比如散步、慢跑、打太极拳等有氧运动。
6. 平时要保证充足的睡眠。

▶ 拔罐穴位

气海穴、关元穴、肾俞穴、大椎穴、天枢穴、曲池穴。

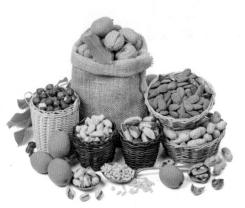

穴位解析

气海穴

位置: 在下腹部,前正中线上,当脐中下1.5寸。

取穴窍门: 下腹部,前正中线上,神阙下2横指处。

拔罐原理: 温阳益气,扶正固本,培元补虚。在此穴位拔罐对改善便秘症状有很好的疗效。

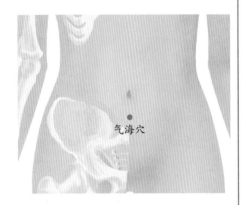

气海穴

关元穴

位置: 在下腹部,前正中线上,当脐中下3寸。

取穴窍门: 在下腹部正中线上,于脐与前阴上方突出骨(即耻骨联合)上缘中点连线的上3/5与下2/5交界处取穴。

拔罐原理: 培元固本,补益下焦。与天枢穴、气海穴配合治疗腹泻。

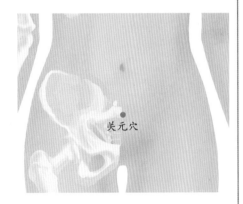

关元穴

肾俞穴

位置: 在腰部,当第2腰椎棘突下,后正中线左右各旁开1.5寸。

取穴窍门: 第2腰椎棘突下,左右各旁开2指宽即是。

拔罐原理: 调节各脏腑的机能,促进肠道蠕动。

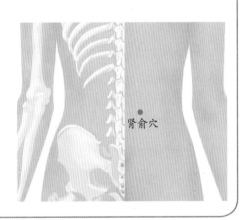

肾俞穴

大椎穴

位置： 在后正中线上，第7颈椎棘突下凹陷中。

取穴窍门： 低头，后颈部最高的骨性隆起处为第7颈椎棘突，其下凹陷处即为大椎穴。

拔罐原理： 清热解毒，解表通阳。促进血液循环，缓解便秘。

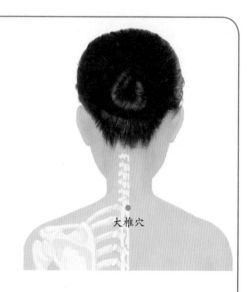

大椎穴

天枢穴

位置： 在腹中部，脐中左右各旁开2寸。

取穴窍门： 取仰卧位，脐中左右各旁开2寸即是。

拔罐原理： 健脾理气，和胃利肠。增强肠胃蠕动，促进排便。

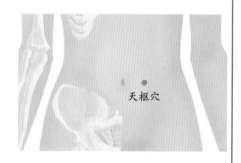

天枢穴

曲池穴

位置： 在肘区，尺泽与肱骨外上髁连线的中点处。

取穴窍门： 采取正坐姿势，屈肘，肱骨外上髁内缘凹陷处即是。

拔罐原理： 疏风清热，调和营卫。拔此穴有很好的清热泻火作用，适用于热结便秘。

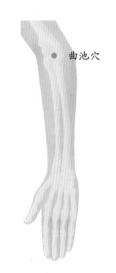

曲池穴

◗ 拔罐方法一

操作时，取合适的体位，以闪火法或抽气法吸拔气海穴、关元穴、肾俞穴
15 ～ 20 分钟，每日 1 次。

◗ 拔罐方法二

操作时，取合适的体位，先以针点刺大椎穴，再选用玻璃罐以闪火法或选用
抽气罐以抽气法吸拔大椎穴、天枢穴、曲池穴 20 分钟，每日 1 次。

◗ 拔罐方法三

操作时，病人取合适的体位，选用玻璃罐以闪火法或选用抽气罐以抽气法吸
拔曲池穴、肾俞穴、天枢穴 5 ～ 10 分钟，每日 1 次。

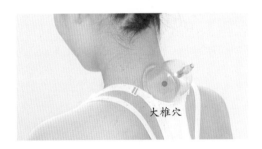
大椎穴

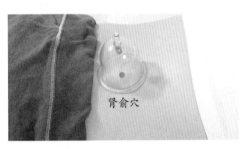
肾俞穴

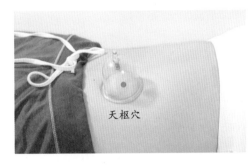
天枢穴

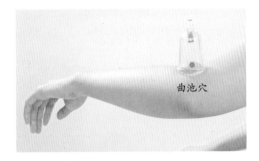
曲池穴

◐ 小偏方　疗效佳

取适量的芦荟叶洗净、去刺、去皮，切成小块，放入料理机中打碎、过滤，
然后将芦荟鲜汁装入瓶中，放入冰箱内贮藏。每次饭后取芦荟汁 3 ～ 5 克，加入
适量砂糖服用。可泻火解毒，健胃理肠，改善便秘症状。

高血压
疏肝理气，降火降压

高血压是一种由动脉血压升高导致的慢性全身性血管疾病，是最常见的心血管疾病之一，常常伴有心脏、脑、肾脏等器官功能性或器质性改变。

◗ 症状表现

头痛头晕，心悸失眠，烦躁不安，健忘，乏力，注意力不集中，夜尿，多尿，尿液中含有蛋白和红细胞。

急进型： 血压突然升高，口渴，乏力，视力迅速衰退，眼底视网膜出血，双侧视盘水肿，迅速出现蛋白尿及血尿。

◗ 未病先防痛苦少

1. 控制热量摄入，少吃一些肥肉、动物油、油炸类食物等。
2. 饮食一定要清淡，少吃盐，每天不能超过 6 克，即一个啤酒盖那么大的量。
3. 多参加户外运动，运动能够有效促进血液循环，降低血压。
4. 保持良好的精神状态，保持乐观积极的心态，尽量放松自己的心情。

◗ 拔罐穴位

大椎穴、肝俞穴、心俞穴、肾俞穴、涌泉穴。

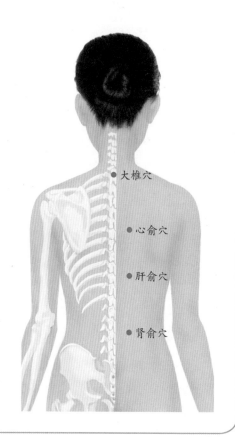

大椎穴

心俞穴

肝俞穴

肾俞穴

◗ 穴位解析

大椎穴

位置： 在后正中线上，第7颈椎棘突下凹陷中。

取穴窍门： 低头，在后颈部最高的骨性隆起处，其棘突下凹陷处即为大椎穴。

拔罐原理： 通经活血，镇定止痛。调理气血运行，缓解高血压引起的头晕头痛等症。

肝俞穴

位置： 位于背部，在第9胸椎棘突下，后正中线左右各旁开1.5寸。

取穴窍门： 低头找到颈部后面最高的骨性突起，往下数9个这样的突起，即为第9胸椎棘突，棘突下左右各旁开2指宽即是。

拔罐原理： 疏肝理气，降火降压。调和全身气血，降低血压。

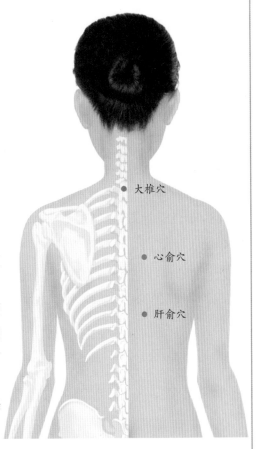

- 大椎穴
- 心俞穴
- 肝俞穴

心俞穴

位置： 位于背部，在第5胸椎棘突下，后正中线左右各旁开1.5寸。

取穴窍门： 低头找到颈部后面最高的骨性突起，往下数5个这样的突起，就是第5胸椎棘突，棘突下左右各旁开2指宽即是。

拔罐原理： 散发心室之热。缓解高血压引起的心脏不适。

肾俞穴

位置： 位于腰部，在第2腰椎棘突下，后正中线左右各旁开1.5寸。

取穴窍门： 第2腰椎棘突下，左右各旁开2指宽即是。

拔罐原理： 外散肾脏之热。有疏阳泻热、调畅气机的功效，可有效调理各脏器功能，从而达到降压的作用。

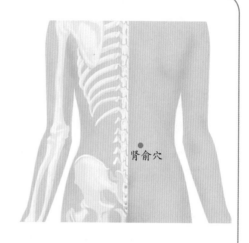

肾俞穴

涌泉穴

位置： 足底第2、第3趾蹼缘与足跟连线的前1/3、中1/3交界处，当屈足卷趾时，前脚掌凹陷处。

取穴窍门： 在足底，屈足卷趾时前脚掌最凹陷处即是。

拔罐原理： 通经活络，散热生气。能够促进全身气血运行，降低血压，改善头晕、头痛等症状。

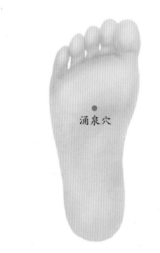

涌泉穴

◗ 拔罐方法一

1. 让患者取俯卧位，对大椎穴、肝俞穴进行常规消毒。

2. 用消过毒的三棱针叩刺以上穴位，以略出血为度。

3. 将抽气罐迅速吸拔在针刺的穴位上，留罐 10 ～ 15 分钟，起罐后擦拭血迹，用干净的纱布包裹穴位，以免感染。

4. 每日或隔日治疗 1 次。

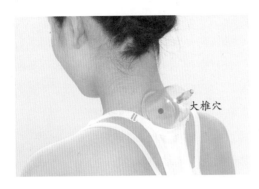

大椎穴

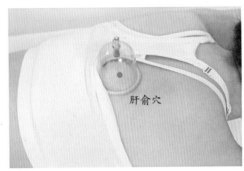

肝俞穴

拔罐方法二

1. 让患者取合适体位，分别选取大椎穴、心俞穴、肾俞穴、涌泉穴。

2. 点燃蘸着 95% 酒精的棉花，将其伸入玻璃罐内旋绕数周，之后迅速抽出。

3. 将罐具吸拔在以上这些穴位上，留罐 10 ～ 15 分钟。也可用抽气法进行拔罐
   操作。

4. 每日治疗 1 次，7 次为 1 个疗程。

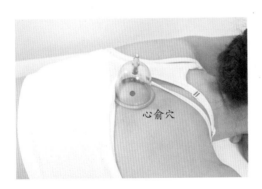

心俞穴

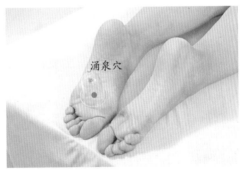

涌泉穴

小偏方　疗效佳

1. 药粥疗法对高血压具有较好的防治效果，且没有什么不良反应。高血压患者可
   以多喝一些芹菜粥、山楂粥、桃仁粥、决明子粥等。

2. 取新鲜的荷叶，洗净后切碎，然后加入适量的水进行煎煮，煮好的汤汁可以当
   茶水来饮用，每天喝上 2~3 杯荷叶茶，可以起到辅助降压的作用。

糖尿病

培补元气，降低血糖

糖尿病是一种由遗传、免疫功能紊乱、微生物感染等各种致病因子作用于机体而导致胰岛素分泌绝对或相对不足以及靶细胞对胰岛素敏感性降低，而引起糖、蛋白质、脂肪和继发的水、电解质代谢紊乱的代谢性疾病。

▶ 症状表现

糖尿病的典型特征是"三多一少"，也就是多食、多饮、多尿、体重减轻。这四种症状在不同类型的糖尿病中出现的顺序、时间可能有所不同，但在整个发病过程中随时可能会出现。

▶ 未病先防痛苦少

1. 饮食要有规律，不能暴饮暴食，吃饭时要细嚼慢咽。
2. 严格控制饮食，多吃蔬菜，限制碳水化合物的摄入，防止血糖上升过快。
3. 坚持锻炼身体，增强体质，促进新陈代谢。注意劳逸结合，最好不要熬夜。
4. 保持良好的心态，尽量保持好心情，这样对疾病的治疗会有一定的帮助。

5. 每天至少饮用 2000 毫升的水，以利于体内代谢物的排泄，同时改善血液循环，降低血液的黏稠度，减少糖尿病并发症的形成。

▶ 拔罐穴位

胃俞穴、肾俞穴、肺俞穴、脾俞穴、三阴交穴、地机穴。

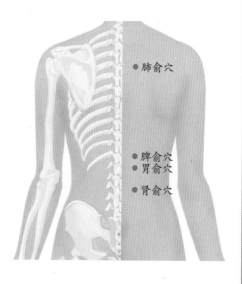

● 肺俞穴
● 脾俞穴
● 胃俞穴
● 肾俞穴

◗ 穴位解析

胃俞穴

位置： 人体背部，第12胸椎棘突下，后正中线左右各旁开1.5寸。

取穴窍门： 先低头找到颈部后面最高的骨性突起，往下数12个这样的突起，就是第12胸椎棘突，左右各旁开2指宽即是。

拔罐原理： 调理肠胃。具有培补元气的作用，可用于糖尿病的辅助治疗。

肾俞穴

位置： 位于腰部，在第2腰椎棘突下，后正中线左右各旁开1.5寸。

取穴窍门： 当第2腰椎棘突下，左右各旁开2指宽处即是。

拔罐原理： 滋阴补肾。有助于调理气血，缓解糖尿病症状。

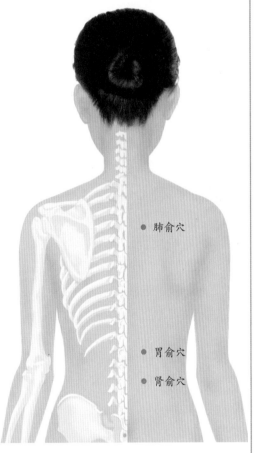

● 肺俞穴

● 胃俞穴

● 肾俞穴

肺俞穴

位置： 位于背部，在第3胸椎棘突下，后正中线左右各旁开1.5寸。

取穴窍门： 低头找到颈部后面最高的骨性突起，往下数3个这样的突起，就是第3胸椎棘突，棘突下左右各旁开2指宽即是。

拔罐原理： 调补肺气，清肺热。

脾俞穴

位置： 位于背部，第11胸椎棘突下，后正中线左右各旁开1.5寸。

取穴窍门： 两侧肩胛骨下缘的连线与脊柱相交处为第7胸椎，向下数4个突起即为第11胸椎棘突，棘突下方左右各2指宽的位置即是。

拔罐原理： 健脾和胃，清利湿热。与其他穴位配合治疗糖尿病，降低血糖。

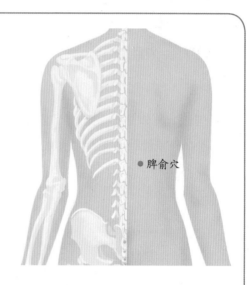

● 脾俞穴

三阴交穴

位置： 在小腿内侧，当内踝尖上3寸，胫骨内侧缘后方。

取穴窍门： 正坐屈膝成直角，找到足内踝尖，向上取3寸与胫骨内侧后缘相交处即为三阴交穴。

拔罐原理： 三阴交为足三阴经交会穴，可养胃阴，补肝肾，清虚热，可用于糖尿病的辅助治疗。

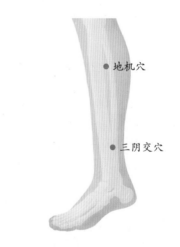

● 地机穴

● 三阴交穴

地机穴

位置： 在小腿内侧，阴陵泉穴下3寸，胫骨内侧缘后际。

取穴窍门： 小腿内侧，从膝关节往下摸，至胫骨内侧髁下方凹陷处，往下量3寸即是地机穴。

拔罐原理： 健脾渗湿，补益气血。拔此穴能促进胰岛素的分泌，有利于稳定血糖。

◗ 拔罐方法一

1. 让患者取俯卧位，选取肺俞穴、脾俞穴、三阴交穴。

2. 点燃蘸着95%酒精的棉花，将其伸入玻璃罐具内旋绕数周后取出。

3. 将玻璃罐具迅速吸拔在以上这几个穴位上，留罐5～10分钟。

◗ 拔罐方法二

1. 让患者取合适体位，分别选取肾俞穴、胃俞穴、地机穴。

2. 将抽气罐吸拔在以上这3个穴位上，留罐15～20分钟。

3. 起罐后，对穴位皮肤进行常规消毒，以免感染。

4. 每日1次，10次为1个疗程。

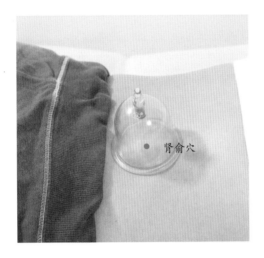
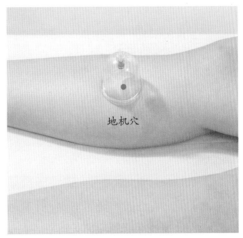

●○ 小偏方 疗效佳

1. 苦瓜具有清热解毒、降低血糖的功效，被称为"植物胰岛素"，糖尿病患者适宜多吃些苦瓜，能够起到辅助降低血糖的作用。

2. 50克绿豆洗净，用冷水浸泡2小时；小米50克、麦片50克分别洗净，用冷水浸泡20分钟；将绿豆连水一起放入锅中，蒸2小时，取出备用；另取锅置火上，放入小米和燕麦片，大火煮开后，改小火熬煮45分钟；加入蒸好的绿豆汤和蜂蜜，再将绿豆、小米、燕麦片拌匀煮沸即可。常喝此粥对糖尿病患者有益。

慢性胃炎

和胃健脾，理中降逆

慢性胃炎是胃黏膜的慢性炎症，中医学里属于"胃脘痛""痞满""吞酸"等范畴。中医认为，慢性胃炎多因长期情志不遂、饮食不节、劳逸失常，导致肝气郁结、脾失健运、胃脘失和，日久中气亏虚，从而引发各种症状。

▶ 症状表现

慢性胃炎的代表性症状，就是上腹部隐痛、胀痛或钝痛。一般空腹时没有感觉，往往在吃完饭后感到不舒服。如果再吃凉食、硬食、辛辣或其他刺激性食物，症状就会加重。另外，天气寒冷、着急上火也会加重疼痛。还伴有厌食、腹胀、嗳气、恶心、反酸等症状。

▶ 未病先防痛苦少

1. 平时多吃新鲜、富有营养的食物；饮食以清淡、质软、容易消化为原则。
2. 生活规律，避免熬夜。
3. 尽量不用激素等对胃黏膜有损害的药物。

4. 忌饮烈酒、浓茶、浓咖啡。
5. 避免有刺激性的食物；忌食生冷、过硬及酸辣食物。

▶ 拔罐穴位

肝俞穴、脾俞穴、胃俞穴、中脘穴、梁门穴、足三里穴。

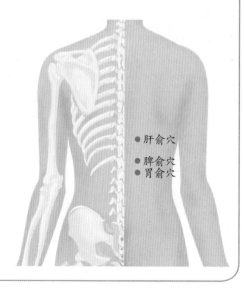

●肝俞穴

●脾俞穴
●胃俞穴

◖ 穴位解析

肝俞穴

位置： 在背部，当第9胸椎棘突下，后正中线左右各旁开1.5寸。

取穴窍门： 低头找到颈部后面最高的骨性突起，往下数9个这样的突起，即为第9胸椎棘突，棘突下左右各旁开2指宽即是。

拔罐原理： 疏肝利胆，行气止痛。有通调脏腑、缓解胃部不适的功效。

脾俞穴

位置： 在背部，当第11胸椎棘突下，后正中线左右各旁开1.5寸。

取穴窍门： 两侧肩胛骨下缘的连线与脊柱相交处为第7胸椎，向下数4个突起即为第11胸椎棘突，棘突下方左右各2指宽的位置即是脾俞穴。

拔罐原理： 健脾和胃，利湿升清。有强健脾胃、调节胃功能的作用，可以有效缓解胃部不适。

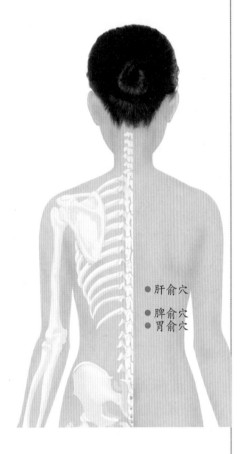

● 肝俞穴
● 脾俞穴
● 胃俞穴

胃俞穴

位置： 人体背部，第12胸椎棘突下，后正中线左右各旁开1.5寸。

取穴窍门： 先低头找到颈部后面最高的骨性突起，往下数12个这样的突起，就是第12胸椎棘突，棘突下左右各旁开2指宽即是。

拔罐原理： 和胃健脾，理中降逆。有调节胃功能的作用。

中脘穴

位置： 在腹部前正中线上，肚脐上方4寸。

取穴窍门： 仰卧取穴，从肚脐中心向上量4寸即是。

拔罐原理： 通调腑气，和胃止痛。调整脾胃功能，促进消化吸收，缓解慢性胃炎所致的疼痛。

梁门穴

位置： 上腹部，脐中上4寸，前正中线左右各旁开2寸。

取穴窍门： 仰卧位，在脐上4寸，中脘穴左右各旁开2寸处取穴。

拔罐原理： 和胃理气，健脾调中。可疏通局部气血，消食导滞，行气止痛。

足三里穴

位置： 在小腿前外侧，当犊鼻下3寸，距胫骨前缘1横指。

取穴窍门： 髌骨下缘，髌韧带外侧凹陷处就是犊鼻穴，从犊鼻穴直下4横指，胫骨前缘外侧1横指处。

拔罐原理： 健脾和胃，扶本固元，补虚益损。是胃经的要穴，能够调理胃肠功能，改善胃酸的分泌，也是保健的常用主穴。

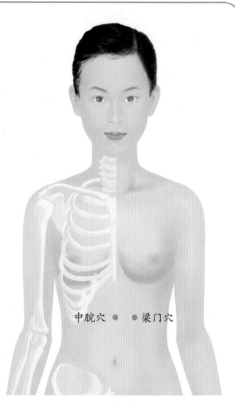

中脘穴 ● ● 梁门穴

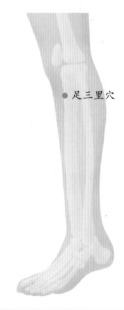

● 足三里穴

◗ 拔罐方法

1. 患者取俯卧位，施术者用消过毒的玻璃罐进行拔罐操作。

2. 用镊子夹住一小团棉球，蘸上浓度为 95% 的酒精，左手握住罐体，罐口朝右
   下方，把燃着的棉球伸入罐内旋绕数周，快速取出。

3. 用罐吸拔肝俞穴、脾俞穴、胃俞穴，留罐 10 ～ 15 分钟。

4. 再取仰卧位，拔中院穴、梁门穴、足三里穴，留罐 10 ～ 15 分钟。也可用抽气
   罐吸拔上述穴位，留罐 10 ～ 15 分钟。每天治疗 1 次，10 次为 1 疗程。

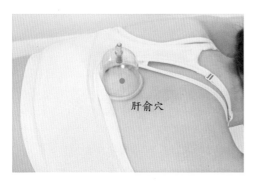

肝俞穴

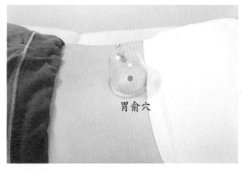

胃俞穴

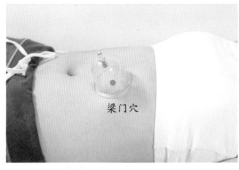

梁门穴

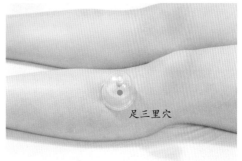

足三里穴

◉ 小偏方　疗效佳

1. 糯米100克，红枣10枚，分别洗净，加水熬成粥食用。此粥适合脾胃虚寒型患
   者食用。

2. 牛奶250克，山药30克，面粉30克。山药去皮，洗净，切成丁。加适量水，用
   文火炖至汤浓。加入牛奶，调入面粉糊，搅拌均匀，煮沸即可。每月1次，空
   腹食用，对治疗慢性胃炎很有帮助。

慢性咽炎

清咽利喉，宣通肺气

慢性咽炎是咽部黏膜、黏膜下及淋巴组织的弥漫性炎症。口、鼻等部的慢性炎症，有害气体、粉尘等刺激，以及全身性疾病致机体抵抗力下降为常见的致病因素。中医认为本病属"慢喉痹"范畴，多因脏腑失调、咽喉失养所致。

◗ 症状表现

咽部不适，发干、异物感或轻度疼痛、干咳、恶心，咽部充血呈暗红色，咽后壁可见淋巴滤泡等。慢性咽炎患者，还会因咽部分泌物增多，常有清嗓动作，吐白色痰液。

◗ 未病先防痛苦少

1. 饮食要保持卫生，少吃过热、过冷、过辣的刺激性食物。
2. 平时用嗓过度后可适当喝一些温开水；也可吃些清凉润肺的食物，如荸荠、萝卜、梨等。
3. 重视口腔和鼻腔卫生，防止口鼻疾病。
4. 远离粉尘等有害气体的刺激。
5. 很多咽部疾病与全身的健康状况有一定的关系，平时多锻炼身体，以增强体质。
6. 平时讲话多的人应掌握正确的发声方法，避免高声喊叫，注意休息。

◗ 拔罐穴位

风门穴、外关穴、曲池穴、天突穴、鱼际穴、照海穴。

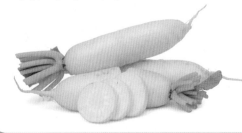

穴位解析

风门穴

位置： 背部，当第2胸椎棘突下，后正中线左右各旁开1.5寸。

取穴窍门： 从大椎穴向下数2个骨性突起，即为第2胸椎棘突，棘突下左右各旁开2指宽。

拔罐原理： 宣通肺气，调理气机。清热宣肺、消肿止痛，能有效缓解咽部炎症。

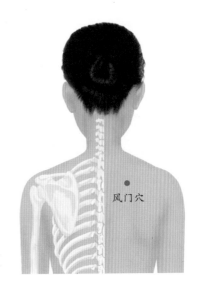

风门穴

外关穴

位置： 在前臂背侧，腕背侧远端横纹上2寸，尺骨与桡骨间隙中点。

取穴窍门： 前臂背侧面，于手腕背侧远端横纹向上量3横指，桡骨、尺骨之间取穴。

拔罐原理： 清热解表，通经活络。对防治慢性咽炎有很好的疗效。

曲池穴

位置： 在肘区，尺泽与肱骨外上髁连线的中点处。

取穴窍门： 采取正坐姿势，屈肘，肱骨外上髁内缘凹陷处即是。

拔罐原理： 疏风解表，清热排毒。有清咽降火、泻热涤痰、祛风宣肺的功效，可改善咽部血液循环。

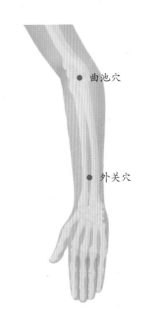

曲池穴

外关穴

天突穴

位置： 在颈部，当前正中线上，胸骨上窝中央。

取穴窍门： 采用仰卧或坐位的姿势，天突穴位于颈前区，当前正中线上，两锁骨中间，胸骨上窝中央。

拔罐原理： 清咽利喉，宣通肺气。可减轻慢性咽炎患者咽部的异物感。

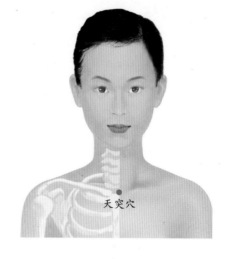

天突穴

鱼际穴

位置： 在手外侧，第1掌骨桡侧中点赤白肉际处。

取穴窍门： 于第1掌骨中点之手背皮肤与手掌皮肤交界处取穴。

拔罐原理： 泻热开窍，利咽镇痉。有理气止咳、清肺利咽的作用。

照海穴

位置： 在足内侧，内踝尖下1寸，内踝下缘边际凹陷处。

取穴窍门： 先找到内侧脚踝，在内侧脚踝的下面有一个凹陷，此处即是。

拔罐原理： 滋肾清热，通调三焦。激发肾中精气，引水液上行，滋润喉咙。

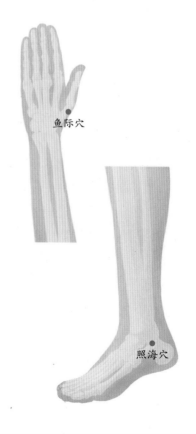

鱼际穴

照海穴

◗ 拔罐方法一

1. 患者取合适体位，施术者用消过毒的玻璃火罐进行拔罐操作。
2. 用镊子夹住一小团棉球，蘸上浓度为 95% 的酒精，左手握住罐体，罐口朝右下方，把燃着的棉球伸入罐内旋绕数周，快速取出。
3. 用玻璃罐吸拔诸穴，留罐 10 ～ 15 分钟，每日 1 次，4 周为 1 个疗程。

◗ 拔罐方法二

　　采用单纯闪罐法，对天突、鱼际、照海各穴进行闪罐，每穴闪罐 20 ～ 30 次，每日 1 次，5 次为 1 疗程。此法适用于肺肾亏虚所致的慢性咽炎，症见咽喉稍见红肿，咽干咽痒，色暗红，疼痛较轻，伴口干舌燥，手足心发热。

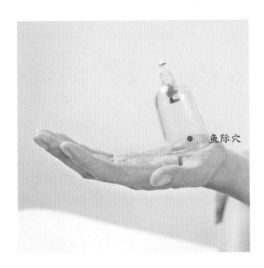

鱼际穴

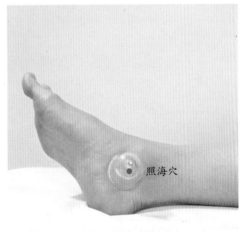

照海穴

◗ 小偏方　疗效佳

1. 取西瓜 1 个，在西瓜蒂端切一厚片作顶盖，挖去瓜瓤，然后装满芒硝；将蒂部再盖上，用竹签插牢，放入瓦罐内，盖好，置阴凉通风处，等析出白霜后扫下，研细末存于瓶内。用的时候以白霜吹喉部，可有效缓解慢性咽炎。
2. 取罗汉果 1 个，洗净切片，放入锅内，加入少量的清水，水煎，代茶饮。适用于慢性咽炎。

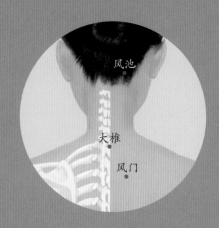

风池

大椎

风门

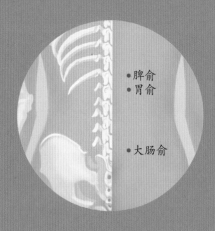

脾俞
胃俞

大肠俞

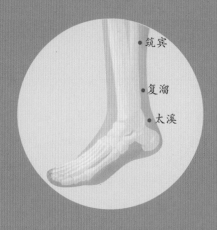

筑宾

复溜

太溪

第6章

活血化瘀，
祛除外科常见病

拔罐具有活血化瘀的功能，能够有效缓解疼痛，调理诸如颈椎病、落枕、坐骨神经痛、慢性腰肌劳损等外科常见疾病。

颈椎病

消瘀散结，理气通络

颈椎病是一种以退行性改变为基础的疾病，是颈椎间盘退变及其继发性改变，刺激或压迫相邻脊髓、神经、血管等，引起的一系列症状或体征的总称。这种病多发生在老年人身上，而且男性往往多于女性。一般分为神经根型、脊椎型、椎动脉型、交感神经型四种类型。

◗ 症状表现

轻度的患者颈肩部疼痛，有沉重感，头枕部或上肢出现放射性疼痛，上肢无力，手指发麻。易出汗，步态不稳，可能出现晕眩或者猝倒症状。

严重的患者感觉障碍，写字颤抖，肌力减退，行走困难，甚至四肢瘫痪。

◗ 未病先防痛苦少

1. 睡觉时，枕头高度要适中，仰卧时，枕头低一些，侧卧时可以稍高一点，以保持颈部的轻度拉伸，恢复脊柱的生理曲度。

2. 注意肩部的日常保暖，防止受到风寒的侵袭。

3. 不要长时间坐着，而且坐姿要正确，以防止颈椎长期处在过度弯曲或拉伸状态。

4. 平时多做一些肩颈部的保健操，活动一下肩颈，加强肩颈部的肌肉锻炼，并进行按摩。

◗ 拔罐穴位

大椎穴、天宗穴、肩井穴、曲池穴、大杼穴、手三里穴。

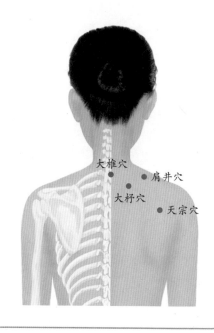

◗ 穴位解析

大椎穴

位置： 在后正中线上，第7颈椎棘突下凹陷中。

取穴窍门： 低头，后颈部最高的骨性隆起处为第7颈椎棘突，其下凹陷处即为大椎穴。

拔罐原理： 有通筋活络的功效，可有效缓解颈部疼痛，治疗颈椎病。

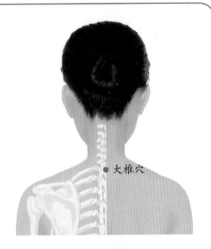

● 大椎穴

天宗穴

位置： 在人体的肩胛部，肩胛冈中点与肩胛骨下角连线上1/3与下2/3交点凹陷中。

取穴窍门： 冈下窝中央凹陷处，与第4胸椎相平。

拔罐原理： 消瘀散结，理气通络。可有效缓解颈部疼痛，治疗颈椎病。

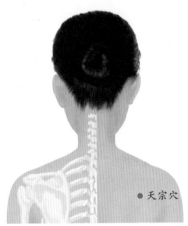

● 天宗穴

肩井穴

位置： 位于肩上，在第7颈椎棘突和肩峰最外侧点连线的中点。

取穴窍门： 患者取坐位，在大椎与肩峰端连线的中点上，向下直对乳头。

拔罐原理： 活血化瘀。可使肩颈部的血脉畅通，放松颈部肌肉。

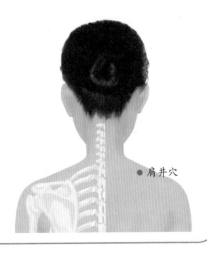

● 肩井穴

曲池穴

位置： 在肘区，尺泽与肱骨外上髁连线的中点处。

取穴窍门： 采取正坐姿势，屈肘，肱骨外上髁内缘凹陷处即是。

拔罐原理： 具有清热解毒、祛风通络的功效，可有效缓解颈部疼痛。

大杼穴

位置： 位于人体背部，第1胸椎棘突下，后正中线左右各旁开1.5寸。

取穴窍门： 先低头找到颈部后面最高的骨性突起，往下数1个这样的突起，就是第1胸椎棘突，棘突下左右各旁开2指宽处即是。

拔罐原理： 清热解表，强健筋骨。有祛风清热、活络消肿的功效，防治颈椎病效果较好。

手三里穴

位置： 在前臂，肘横纹下2寸，当阳溪与曲池连线上。

取穴窍门： 肘关节弯曲90°，掌心向下，肘横纹桡侧端往下量2寸即是手三里穴。

拔罐原理： 通经活络，清热明目。能改善颈椎病压迫神经引起的上肢麻木。

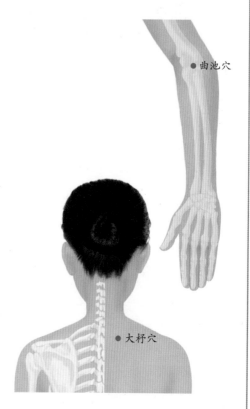

● 曲池穴

● 大杼穴

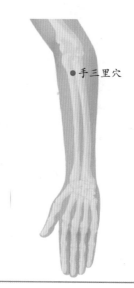

●手三里穴

▶ 拔罐方法一

1. 患者采取坐位，选取大椎穴并进行常规消毒。

2. 用消过毒的梅花针叩刺穴位，力道可以稍大一些，以轻微出血为度。

3. 取来大号罐具，用闪火法，将罐具吸附在穴位上，留罐 10 ～ 15 分钟。或用抽
气罐操作，留罐 10 ～ 15 分钟。

▶ 拔罐方法二

1. 让患者取坐位，用双手在大杼穴周围向中央部位用力挤压，使血液聚集在穴位
附近，然后对穴位进行常规消毒。

2. 用闪火法将罐体吸拔在穴位上，留罐 10 ～ 15 分钟。或用抽气罐操作，留罐
10 ～ 15 分钟。

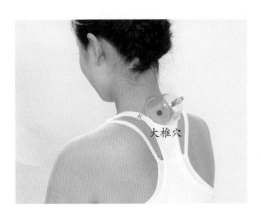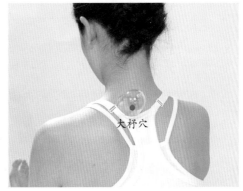

▶ 拔罐方法三

1. 患者取坐位，找到天宗穴、肩井穴、曲池穴、手三里穴。

2. 用闪火法或抽气法将罐体吸拔在这些穴位上，留罐 10 ～ 15 分钟。

○ 小偏方　疗效佳

取葛根 15 克，赤小豆 20 克，粳米 30 克。将葛根煎煮 30 分钟后，去渣取汁，
用药汁熬煮赤小豆及粳米，煮烂成粥，适用于颈项僵硬者。

落枕

疏通经络，舒筋止痛

落枕是指以颈部疼痛、颈项僵硬、转侧不便为主要特征的颈部软组织急性扭伤或炎症。好发于青壮年身上，多见于冬春季节。落枕的病人通常在入睡前并无异状，晨起后却感觉到项背部明显酸痛，而且颈部活动受限。一般来说，落枕多与睡眠姿势有关，而风寒侵袭项背也会引起落枕症状。

▶ 症状表现

上背部酸痛，颈部不能自由旋转活动，颈部肌肉触痛，浅层的肌肉出现痉挛、僵硬现象。

▶ 未病先防痛苦少

1. 保持良好的睡眠姿势，枕头的高度要适中，侧卧时，枕头的高度最好与肩宽相同。

2. 睡觉时要注意保暖，一定要盖好被子，尤其是肩颈部一定不要透风。

3. 注意日常的饮食平衡，荤素要搭配合理，而且注重维生素、微量元素、钙的摄入，平时多吃新鲜的蔬菜、水果、奶制品、豆类食品。

4. 注意颈部的锻炼，多做一些颈部的保健操。

▶ 拔罐穴位

大椎穴、天宗穴、悬钟穴、肩井穴、昆仑穴。

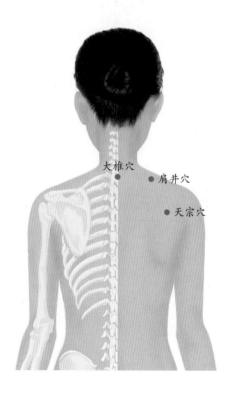

穴位解析

大椎穴

位置： 在后正中线上，第7颈椎棘突下凹陷中。

取穴窍门： 低头，后颈部最高的骨性隆起处为第7颈椎棘突，其下凹陷处即为大椎穴。

拔罐原理： 镇痛止痛，疏通经络。调理气血运行。

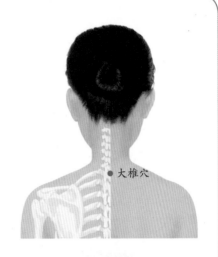

● 大椎穴

天宗穴

位置： 在人体的肩胛部，肩胛冈中点与肩胛骨下角连线上1/3与下2/3交点凹陷中。

取穴窍门： 处在冈下窝的中央凹陷处，和第4胸椎相平。

拔罐原理： 消瘀散结，理气通络。有疏经活络、解痉止痛的功效。

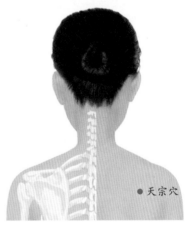

● 天宗穴

悬钟穴

位置： 位于小腿外侧，在外踝尖上3寸，腓骨前缘。

取穴窍门： 患者取坐位，在外踝尖上方4指，腓骨前缘即是该穴。

拔罐原理： 舒张筋脉。有通经活络、舒筋活血的功能，对治疗落枕有很好的疗效。

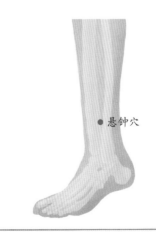

● 悬钟穴

肩井穴

位置： 位于肩上，在第7颈椎棘突和肩峰端连线的中点。

取穴窍门： 患者取坐位，在大椎与肩峰端连线的中点上，向下直对乳头。

拔罐原理： 疏导水液，活血化瘀。放松颈部肌肉，缓解肌肉痉挛。

昆仑穴

位置： 外踝后方，在外踝尖和跟腱之间的凹陷处。

取穴窍门： 患者取坐位，脚部外踝尖和跟腱之间的凹陷处即是。

拔罐原理： 镇痛安神，有通经活络、祛风除湿的功效，可缓解颈部肌肉疼痛。

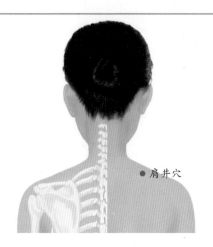

肩井穴

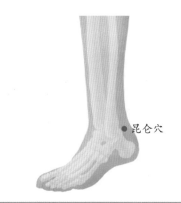

昆仑穴

🌓 拔罐方法一

1. 让患者采取俯卧姿势，给大椎穴、肩井穴、天宗穴、昆仑穴进行常规消毒。

2. 选取中口径玻璃罐以闪火法拔罐，或选用抽气罐以抽气法拔罐。

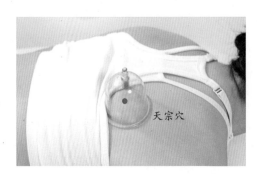

天宗穴

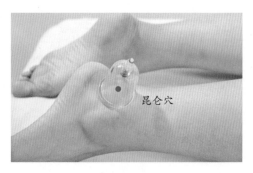

昆仑穴

❱ 拔罐方法二

1. 让患者取合适体位，选择大小合适的罐具，然后将蘸着 95% 酒精的棉花点燃，放入罐具内旋绕数周后迅速抽出。将罐体吸拔在大椎、肩井、悬钟这些穴位上，留罐 10 ～ 15 分钟。或选用抽气罐，将罐具紧扣在上述穴位上，用抽气筒将罐内空气抽出，留罐 10 ～ 15 分钟。

2. 注意观察罐体内皮肤的变化，当皮肤开始充血或者出现瘀血时，及时拔掉罐体。

3. 每日治疗 1 次。

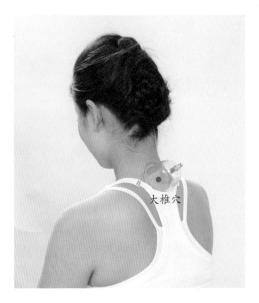

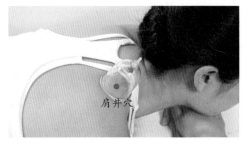

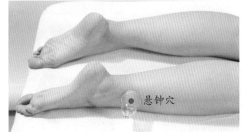

❶ 小偏方 疗效佳

1. 取食醋100克，放在火上加热，只要不烫手就行，然后用两块干净的纱布蘸着热醋轮流敷在颈背的疼痛处，保持疼痛处的湿热感。同时，患者最好进行一些简单的颈部活动，每次活动20分钟，每天2~3次，两天之后，落枕症状就能够得到缓解。

2. 取葛根15克，赤小豆200克。将葛根用水煎15分钟后，去渣取汁。再在葛根汁中加入赤小豆煮烂成粥。此粥适合落枕患者食用。

坐骨神经痛

舒筋活络，强健腰膝

坐骨神经痛是指沿坐骨神经分布区域，即腰、臀部、大腿后、小腿后外侧和足外侧发生的疼痛症状群。坐骨神经痛分为继发性坐骨神经痛和原发性坐骨神经痛，多数患者是由于坐骨神经周围结构改变压迫坐骨神经引起的疼痛，属于继发性。

▶ 症状表现

腰部、臀部出现疼痛，并向股后、小腿后外侧、足外侧放射，持续性钝痛，发作性地向下窜行，弯腰、活动下肢、咳嗽、排便时疼痛加重。

▶ 未病先防痛苦少

1. 急性期卧床休息，避免久坐久站。
2. 注意劳逸结合，生活要有规律。
3. 适当做一些有针对性的锻炼。
4. 补充 B 族维生素，注意保暖。

▶ 拔罐穴位

腰俞穴、环跳穴、居髎穴、承筋穴、阳陵泉穴。

▶ 穴位解析

腰俞穴

位置： 在人体骶部后正中线上，在骶管裂孔处。

取穴窍门： 患者取站立姿势，后正中线上，臀沟分开处即是。

拔罐原理： 强健腰部，补益肾气。可理气镇痛，舒筋活络，有效缓解坐骨神经痛。

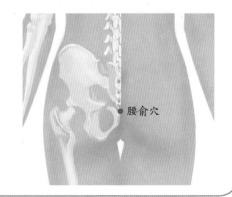

● 腰俞穴

环跳穴

位置： 在臀区，股骨大转子最凸点与骶骨裂孔连线的外1/3与内2/3交点处。

取穴窍门： 股骨大转子最凸点与骶管裂孔连线的外1/3与内2/3交点处。

拔罐原理： 疏通经络，活血止痛。是治疗坐骨神经痛的首选穴位。

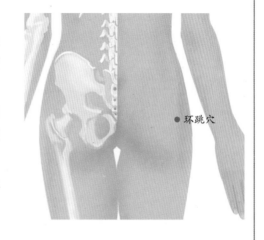

● 环跳穴

居髎穴

位置： 在髂前上棘与股骨大转子最凸点连线的中点处。

取穴窍门： 当髂前上棘与股骨大转子最凸点连线的中点。

拔罐原理： 疏通腰腿部气血，缓解疼痛。与环跳穴等配伍治疗坐骨神经痛。

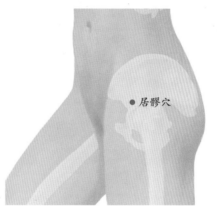

● 居髎穴

承筋穴

位置： 在小腿后面，腘横纹下5寸，腓肠肌两肌腹之间。

取穴窍门： 患者取正坐位，腘横纹下方5寸，腓肠肌肌腹中间即是。

拔罐原理： 舒筋活络，强健腰膝。疏通腿部气血，减轻坐骨神经痛的症状。

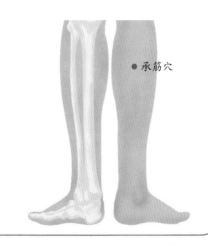

● 承筋穴

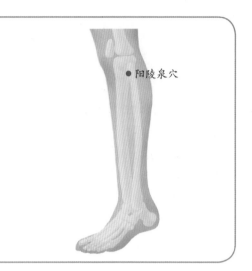

阳陵泉穴

位置： 小腿外侧，在腓骨头前下方的凹陷处。

取穴窍门： 患者取仰卧姿势，下肢微屈，腓骨前下方的凹陷处即是。

拔罐原理： 疏肝利胆，强健腰膝。有活血化瘀的作用，促进腰腿部的血液循环。

◗ 拔罐方法一

1. 让患者取合适体位，选取腰俞穴、居髎穴、承筋穴。

2. 点燃蘸着95%酒精的棉花，将其伸入玻璃罐具之中旋绕数周后取出。

3. 迅速将罐具吸拔在穴位上，留罐15分钟。或用抽气法拔罐，留罐15分钟。

4. 每周治疗2～3次，10次为1个疗程。

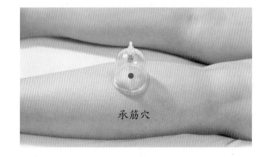

承筋穴

◗ 拔罐方法二

1. 让患者取合适体位，选取环跳穴、阳陵泉穴。

2. 点燃蘸着95%酒精的棉花，将其伸入玻璃罐具之中旋绕数周后取出。

3. 迅速将罐具吸拔在穴位上，留罐10～15分钟。或用抽气法拔罐，留罐10～15分钟。

4. 2～3日治疗1次，10次为1个疗程。

肩周炎

舒筋活络，通经止痛

肩周炎又称为"凝肩"，是指以肩部疼痛及关节活动受限为主要症状的常见病。肩周炎是由于肩关节周围组织病变而引起的肩关节疼痛和活动功能障碍，好发于50岁左右的体力劳动者，女性略多于男性。

▷ 症状表现

肩关节活动受限，肩关节僵硬，起初肩部呈现阵发性疼痛，后逐渐加重，呈持续性。可向颈项部和上肢扩散，肌肉萎缩，畏寒怕冷。

▷ 未病先防痛苦少

1. 坚持体育锻炼，增强体质，增加关节的灵活度和力量。
2. 注重营养的均衡摄入，提高身体免疫力。
3. 注意防寒保暖，尤其是加强肩部的保暖工作，防止肩部受风受凉。

▷ 拔罐穴位

肩井穴、肩髃穴、肩髎穴、天宗穴、肩贞穴、阳陵泉穴。

▷ 穴位解析

肩井穴

位置：位于肩上，在第7颈椎棘突和肩峰端连线的中点。

取穴窍门：患者取坐位，在大椎与肩峰端连线的中点上，向下直对乳头。

拔罐原理：疏导水液，止痛镇痛。促进肩颈部血液循环，缓解疼痛。

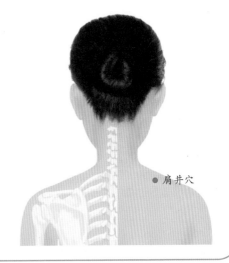

● 肩井穴

肩髃穴

位置： 在肩部，肩峰外侧缘前端与肱骨大结节之间凹陷处。

取穴窍门： 患者屈臂外展，肩峰外侧缘出现前后两个凹陷，肩峰前下方凹陷处即是。

拔罐原理： 通经活络，疏散风热。改善肩周炎引起的酸痛、僵硬等症状。

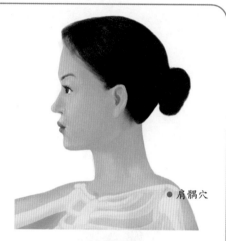

● 肩髃穴

肩髎穴

位置： 在肩部，肩峰角与肱骨大结节两骨间凹陷中。

取穴窍门： 患者屈臂外展，肩部出现两个凹陷，肩峰后下方凹陷处即是。

拔罐原理： 升清降浊，通经活络。能够缓解臂痛不能举、胁肋疼痛等症状。

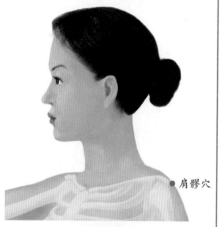

● 肩髎穴

天宗穴

位置： 在人体的肩胛部，肩胛冈中点与肩胛骨下角连线上1/3与下2/3交点凹陷中。

取穴窍门： 冈下窝中央凹陷处，与第4胸椎相平。

拔罐原理： 理气通络，生发阳气。改善局部血供，缓解肩胛部疼痛。

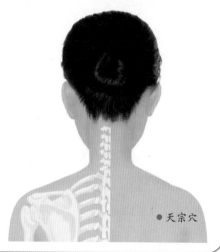

● 天宗穴

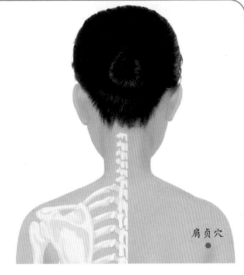

肩贞穴

位置：位于肩关节后下方，臂内收时，腋后纹头上1寸。

取穴窍门：双臂互抱，双手伸向腋后，中指指腹所在的腋后纹头上1寸即是肩贞穴。

拔罐原理：通经活络，清头聪耳。促使局部气血通畅，循环加快，减轻肩部疼痛。

阳陵泉穴

位置：小腿外侧，在腓骨头前下方的凹陷处。

取穴窍门：患者取仰卧姿势，下肢微屈，腓骨头前下方的凹陷处即是。

拔罐原理：疏肝利胆，强健腰膝。有活血化瘀的作用，可促进肩部的血液循环。

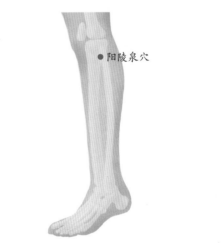

肩贞穴

阳陵泉穴

◗ 拔罐方法一

1. 让患者取坐位，对天宗穴进行常规消毒。

2. 用消过毒的双手从天宗穴周围向穴位中心推按，使血液集中在穴位上，以穴位皮肤发红，血液大量集中为度。

3. 用手捏紧天宗穴附近的皮肤，然后用消过毒的三棱针刺入天宗穴 3 ～ 6 毫米，然后快速将针拔出。

4. 将抽气罐吸拔在穴位上，留罐 5 ～ 10 分钟。起罐后，用棉球擦拭血迹，防止感染。

5. 患者每 3 日治疗 1 次，5 次为 1 个疗程。

◗ 拔罐方法二

1. 让患者取合适体位，分别选取肩井穴、肩髎穴、肩髃穴、天宗穴、阳陵泉穴、肩贞穴。

2. 将抽气罐吸拔在这些穴位上，留罐 10 ～ 15 分钟。

3. 隔日治疗 1 次，10 次为 1 个疗程。

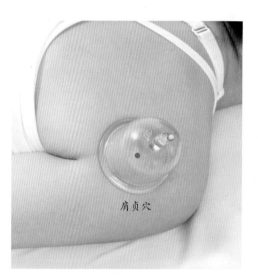

肩贞穴

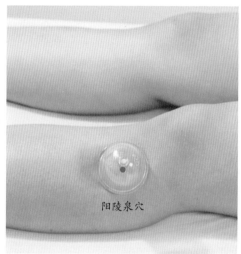

阳陵泉穴

◉ 小偏方　疗效佳

1. 取葛根30克，桂枝15克，薏苡仁30克，粳米60克，盐适量。先将葛根、桂枝加适量水煮沸，小火煎30分钟后去渣取汁，再将薏苡仁、粳米放入药汁中，武火煮沸后用文火慢熬，至米烂粥熟，加盐调味后服用。

2. 取当归、桂枝各10克，桑枝30克，大米100克。将当归、桂枝、桑枝加适量水煮沸，小火煎30分钟后去渣取汁，用药汁煮大米，熬烂成粥。

风湿性关节炎

镇痛消炎，通利关节

风湿性关节炎是一种常见的结缔组织炎症，属于与链球菌感染有关的变态反应性疾病，是风湿热的主要表现之一，可反复发作并累及心脏。

症状表现

患者轻度或中度发热，肌肉和关节出现游走性疼痛，膝、踝、肘、腕等关节疼痛明显，关节局部红肿热痛。

未病先防痛苦少

1. 多吃高蛋白、易消化的食物，不要吃生冷、油腻、辛辣食物。
2. 保持房间通风、向阳、干燥，但是不要睡在风口处。被褥要勤洗晒，保持干燥、干净。
3. 睡觉之前最好用热水泡脚，热水要没过脚踝，保持下肢血液畅通。
4. 注意给身体保暖，防止感冒受凉。
5. 保持良好的精神状态，不要焦虑，避免因疾病产生心理压力。

拔罐穴位

大椎穴、肾俞穴、肝俞穴、阳陵泉穴、昆仑穴。

穴位解析

大椎穴

位置： 在后正中线上，第7颈椎棘突下凹陷中。

取穴窍门： 低头，后颈部最高的骨性隆起处为第7颈椎棘突，其下凹陷处即为大椎穴。

拔罐原理： 大椎穴是人体所有阳经汇聚之处，可抵御外邪，减轻疼痛。

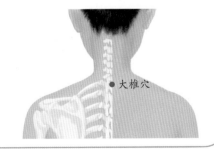

● 大椎穴

肾俞穴

位置： 位于腰部，在第2腰椎棘突下，后正中线左右各旁开1.5寸。

取穴窍门： 第2腰椎棘突下，左右各旁开2指宽即是。

拔罐原理： 外散肾脏之热。有强腰利水的作用，可缓解关节疼痛。

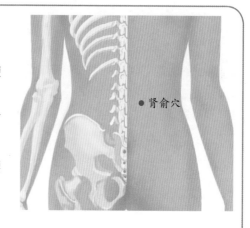

肝俞穴

位置： 位于背部，在第9胸椎棘突下，后正中线左右各旁开1.5寸。

取穴窍门： 低头找到颈部后面最高的骨性突起，往下数9个这样的突起，即为第9胸椎棘突，棘突下左右各旁开2指宽即是。

拔罐原理： 疏肝理气，散发肝脏之热。有通经活络、调和全身气血的作用。

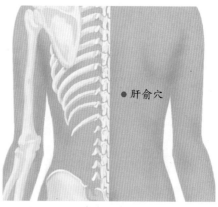

阳陵泉穴

位置： 小腿外侧，在腓骨头前下方的凹陷处。

取穴窍门： 患者取仰卧姿势，下肢微屈，腓骨头前下方的凹陷处即是。

拔罐原理： 疏肝利胆，强健腰膝。有活血化瘀、促进血液循环的作用。

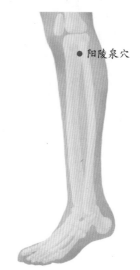

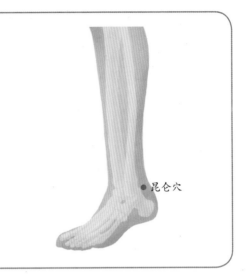

昆仑穴

位置： 在踝区，外踝尖与跟腱之间的凹陷中。

取穴窍门： 侧坐，在踝区，外踝尖与脚腕后的跟腱之间的凹陷中。

拔罐原理： 通经活络，清利头目。可促进局部血液循环，改善踝关节肿痛等症状。

◗ 拔罐方法一

1. 让患者选取合适体位，分别对大椎穴、肾俞穴、肝俞穴、阳陵泉穴进行常规消毒。

2. 用消过毒的三棱针针刺以上这些穴位，以微出血为度。

3. 起针后，立即将抽气罐吸拔在针刺的穴位上，留罐 10 ～ 15 分钟。

◗ 拔罐方法二

1. 让患者取合适体位，分别选取大椎穴、肾俞穴、肝俞穴、阳陵泉穴、昆仑穴。

2. 将抽气罐吸拔在这些穴位上，留罐 15 ～ 20 分钟。

3. 每日或隔日治疗 1 次，2 周为 1 疗程，疗程之间休息 5 ～ 6 天。

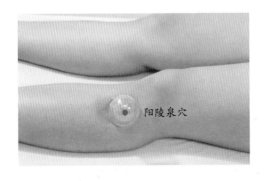

阳陵泉穴

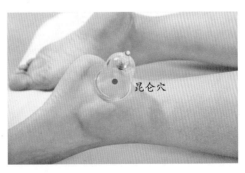

昆仑穴

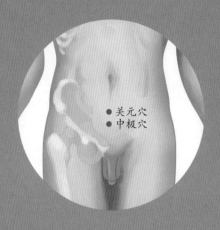

● 关元穴
● 中极穴

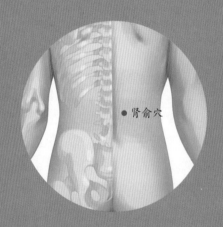

● 肾俞穴

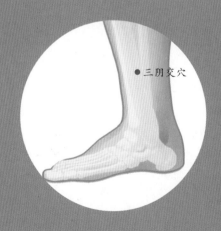

● 三阴交穴

第7章

培本固元，
赶走常见男性病

临床上，一些久治不愈的男性病成了很多人的难言之隐，影响了夫妻间的正常生活。拔罐可以滋养肾脏、调补气血、消炎止痛，从根本上解决男人问题。

前列腺炎

清热利湿，补益下焦

前列腺炎是指特异性和非特异性感染所致的前列腺炎症，是中青年男性常见的疾病之一。前列腺炎一般分为急性和慢性。急性前列腺炎往往是由细菌引起的，而慢性前列腺炎可能是饮酒过度、会阴部损伤、前列腺体增生、房事过度等因素引起的。

◗ 症状表现

急性前列腺炎：尿频，尿急，尿痛，会阴部坠胀疼痛，排便困难，伴随有头痛，高热，寒战，食欲不振，精神萎靡。

慢性前列腺炎：尿急，尿频，排尿有灼热感，便后排出白色分泌物，前列腺饱满增大，患者会出现性功能障碍。

◗ 未病先防痛苦少

1. 生活起居要有规律，保证充足的睡眠，同时性生活要有节制，房事不可过度。
2. 经常做户外运动，尤其是做一些提肛收臀的动作，这样可以促进会阴部的血液循环，促使炎症的消散。
3. 饮食尽量清淡，多吃蔬菜和水果，不要吃油腻、辛辣、刺激的食物。

◗ 拔罐穴位

肾俞穴、三阴交穴、关元穴、命门穴、阴陵泉穴、中极穴。

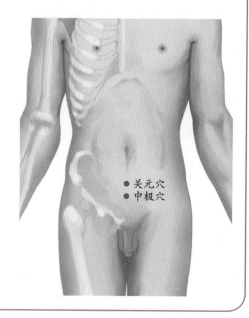

● 关元穴
● 中极穴

◗ 穴位解析

肾俞穴

位置：位于腰部，第2腰椎棘突下，后正中线左右各旁开1.5寸。

取穴窍门：第2腰椎棘突下，左右各旁开2指宽即是。

拔罐原理：外散肾脏之热。有清热利湿、益肾强腰的功效，对防治前列腺炎有很好的疗效。

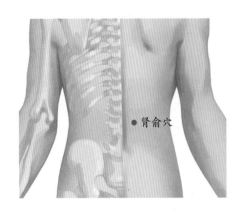

● 肾俞穴

三阴交穴

位置：位于小腿内侧，内踝尖上3寸，胫骨内侧缘后际。

取穴窍门：让患者采取正坐姿势，内踝尖上方4指宽的地方，胫骨内侧缘后方即是。

拔罐原理：健脾益血，调肝补肾。调节肝、脾、肾三脏，达到气血流通、经气畅行的效果。

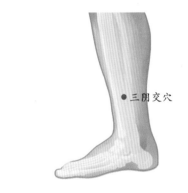

● 三阴交穴

关元穴

位置：位于人体的下腹部，前正中线上，在肚脐下3寸。

取穴窍门：采用仰卧姿势，肚脐正下方4指宽处即是。

拔罐原理：固本培元，补益下焦。补肾壮阳，改善肾虚引起的尿频、尿痛等症状。

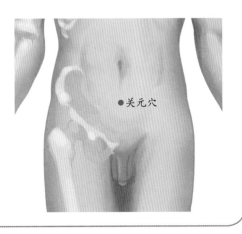

● 关元穴

命门穴

位置： 人体腰部，后正中线上，第2腰椎棘突下凹陷中。

取穴窍门： 让患者取俯卧位，第2腰椎棘突下方凹陷处即是。

拔罐原理： 接续督脉气血。可促进血液循环，缓解前列腺炎引起的不适症状。

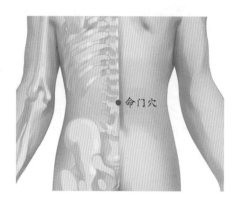

阴陵泉穴

位置： 在小腿内侧，在胫骨内侧髁下缘与胫骨内侧缘之间的凹陷处。

取穴窍门： 让患者取坐位，胫骨内侧髁下方凹陷处即是。

拔罐原理： 活血通络，清热化湿。可辅助治疗前列腺炎。

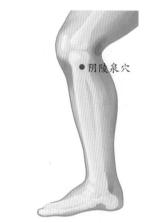

中极穴

位置： 位于人体下腹部，肚脐正下方4寸。

取穴窍门： 采用仰卧姿势，前正中线上，从脐中向下量4寸。

拔罐原理： 膀胱之募穴。主治泌尿系统疾病，对尿频、尿急等症状有较好的治疗作用。

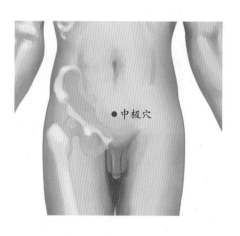

◗ 拔罐方法一

1. 让患者取仰卧位，选取关元穴、阴陵泉穴、三阴交穴，然后对穴位进行常规消毒。
2. 用消毒过的三棱针针刺这 3 个穴位，以微出血为度。
3. 起针后，选择大小合适的抽气罐吸拔在针刺过的穴位上，留罐 10 ～ 15 分钟。起罐后，擦拭血迹，对穴位处皮肤进行消毒。
4. 每日治疗 1 次，10 次为 1 个疗程。

◗ 拔罐方法二

1. 让患者取合适体位，选取中极穴、肾俞穴、命门穴。
2. 点燃蘸着 95% 酒精的棉花，将其伸入玻璃罐具中旋绕数周后立即取出。
3. 迅速将罐体吸拔在以上这些穴位上，留罐 15 ～ 20 分钟。或用抽气罐吸拔上述穴位，留罐 15 ～ 20 分钟。
4. 每日或隔日治疗 1 次。

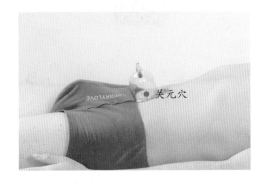
关元穴

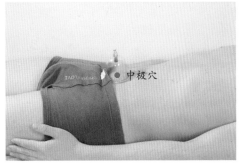
中极穴

◯ 小偏方　疗效佳

1. 取萝卜1500克，去皮洗净后切成小片，将萝卜片放在蜂蜜中浸泡10分钟，之后将萝卜焙干，再次将萝卜浸泡在蜂蜜中，然后再次取出来焙干，如此反复3次，但是注意不要将萝卜焙焦了。每天可以嚼食数片这种萝卜，用盐水送服。长久坚持下去可以改善前列腺炎症状。
2. 取冬瓜瓤挤绞其汁，每次服1茶杯，有利小便、解渴、止烦的功效。

遗精
健脾益血，调肝补肾

遗精是指无性交而出现射精的现象，原本是青年男子的正常生理现象，大约有 80% 的未婚男子有过遗精现象。但是，若婚后有规律的性生活仍然发生遗精，或未婚有过频的遗精，则视为病态。

◗ 症状表现

头晕目眩，腰膝酸软，情绪消沉，精神不振，失眠心悸，注意力不集中，记忆力减退，精液量不正常，精液稀淡。

◗ 未病先防痛苦少

1. 适当参加体力劳动或者户外运动，锻炼身体，增强体质。
2. 正确看待遗精现象，不要产生心理压力，要懂得排除杂念。
3. 注意生活起居的规律，要适当节制性欲。
4. 被褥不要太厚，衣裤不能太紧，尽量让身体保持舒适。
5. 戒烟戒酒，忌食辛辣刺激的食物。

◗ 拔罐穴位

肾俞穴、三阴交穴、大赫穴、神门穴、关元穴、志室穴。

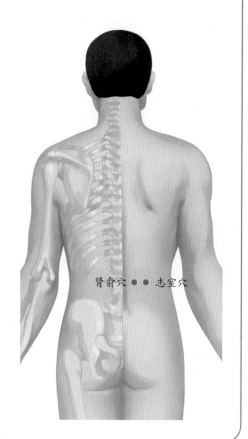

肾俞穴 ● ● 志室穴

◗●穴位解析

肾俞穴

位置： 位于腰部，第2腰椎棘突下，后正中线左右各旁开1.5寸。

取穴窍门： 取坐位，两髂嵴最高点的连线平对第4腰椎棘突，向上数2个这样的突起，就是第2腰椎棘突，棘突下左右各旁开2指宽处即是。

拔罐原理： 外散肾脏之热。增加肾脏的血流量，改善肾功能，预防遗精。

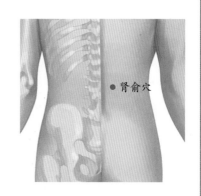

●肾俞穴

三阴交穴

位置： 位于小腿内侧，内踝尖上3寸，胫骨内侧缘后际。

取穴窍门： 让患者采取正坐姿势，内踝尖上方4指宽的地方，胫骨内侧缘后方即是。

拔罐原理： 健脾益血，调肝补肾。调节肝、脾、肾三脏，达到气血流通、经气畅行的效果。

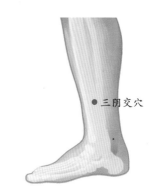

●三阴交穴

大赫穴

位置： 位于人体下腹部，在肚脐中下4寸，前正中线左右各旁开0.5寸。

取穴窍门： 患者取仰卧位，从肚脐到耻骨上方画一直线，将直线分成5等份，取肚脐往下4/5的地方，左右各旁开0.5寸即是。

拔罐原理： 散热生气。可有效治疗遗精。

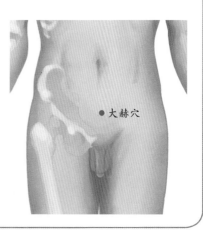

●大赫穴

神门穴

位置： 在腕前区，腕掌侧远端横纹尺侧端，尺侧腕屈肌腱的桡侧缘。

取穴窍门： 患者采取正坐姿势，在腕关节手掌侧，尺侧腕屈肌腱的桡侧凹陷处即是。

拔罐原理： 宁心安神，通经活络。可缓解遗精引起的心悸等症状。

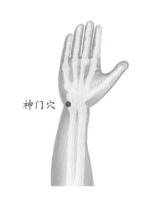

神门穴

关元穴

位置： 位于人体的下腹部，前正中线上，在肚脐下3寸。

取穴窍门： 采用仰卧姿势，肚脐正下方4指宽处即是。

拔罐原理： 固本培元，补益下焦。具有补肾壮阳、温通经络的作用，对治疗男性遗精、阳痿、早泄、性功能低下有较好的疗效。

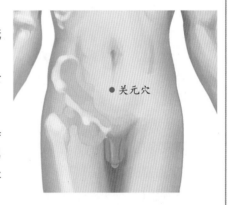

关元穴

志室穴

位置： 位于人体腰部，在第2腰椎棘突下，后正中线左右各旁开3寸。

取穴窍门： 让患者采取俯卧位，在第2腰椎棘突下，左右各旁开3寸的地方即是。

拔罐原理： 内散肾脏之热，外降体表之温。有强壮腰膝的作用，对治疗遗精有较好的效果。

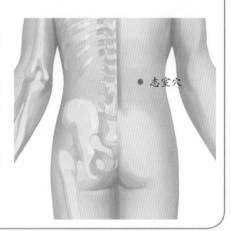

志室穴

◗ 拔罐方法一

1. 让患者选取合适体位，分别选取肾俞穴、志室穴、关元穴。
2. 点燃蘸着 95% 酒精的棉花，将其伸入玻璃罐具中旋绕数周后取出。
3. 迅速将罐具吸拔在以上这些穴位上，留罐 10 ～ 15 分钟。或用抽气罐吸拔上述穴位，留罐 10 ～ 15 分钟。
4. 每日治疗 1 次，10 次为 1 个疗程。

◗ 拔罐方法二

1. 让患者选取合适体位，选取肾俞穴、神门穴、大赫穴、三阴交穴。
2. 点燃蘸着 95% 酒精的棉花，将其伸入玻璃罐具中旋绕数周后取出。
3. 迅速将罐具吸拔在以上这些穴位上，留罐 5 ～ 10 分钟。或用抽气罐吸拔上述穴位，留罐 10 ～ 15 分钟。
4. 起罐后，点燃艾条靠近穴位进行温灸，距离不要太近，以免烫伤皮肤，以局部有温热感为宜，以皮肤微红为度。
5. 每日治疗 1 次。

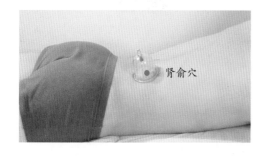
肾俞穴

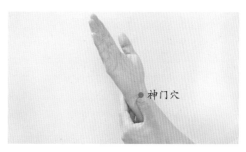
神门穴

◗ 小偏方　疗效佳

1. 取核桃仁60克，韭菜150克，用麻油炒熟，可以适当加入葱、姜、盐、味精等佐料。这道菜具有温肾固精的功效，对遗精的治疗有一定帮助。
2. 取莲子50克，放入水中清洗，去掉莲心，然后放入清水中浸泡一夜，之后将其捣成碎米粒状。取粳米100克，用清水洗干净后和莲子一同放入锅中煮，等到米粒开花后，就往锅中放入冰糖100克，最后熬烂成粥即可食用。莲子粥有助于改善遗精症状。

阳痿

固本培元，生发阳气

阳痿是指男性在性生活过程中，阴茎不能勃起、勃起不坚或坚而不久，以至于不能完成正常性生活的一种男科疾病。以功能性阳痿多见，一般认为与精神心理因素有关。当然，性交1～2次的失败并不能诊断为阳痿，只有性交失败频繁才能称之为阳痿。

◗ 症状表现

阴茎勃起困难，性冲动不强，性交中途疲软，阴茎萎缩，腰膝酸软，面色苍白，食欲不振，精神萎靡，畏寒怕冷。

◗ 未病先防痛苦少

1. 在性生活中，要消除紧张心理，树立自信心。
2. 培养良好的生活习惯，注意日常的饮食起居，注意劳逸结合，同时要节制性欲。
3. 适当食用一些滋补壮阳的食物，比如羊肉、麻雀、核桃等。
4. 忌食辛辣刺激的食物，戒烟戒酒。

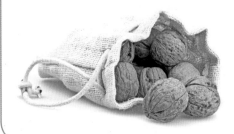

◗ 拔罐穴位

命门穴、心俞穴、肾俞穴、三阴交穴、关元穴、气海穴。

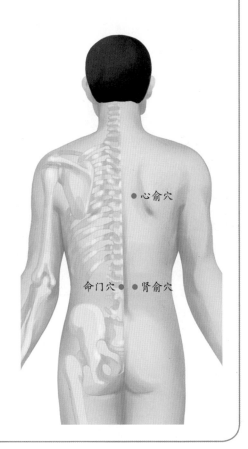

◖ 穴位解析

命门穴

位置： 人体腰部，后正中线上，第2腰椎棘突下凹陷中。

取穴窍门： 让患者取俯卧位，第2腰椎棘突下方凹陷处即是。

拔罐原理： 接续督脉气血。可促进腰部血液循环，有效防治阳痿。

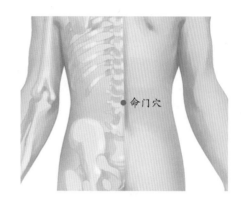

心俞穴

位置： 位于背部，在第5胸椎棘突下，后正中线左右各旁开1.5寸。

取穴窍门： 低头找到颈部后面最高的骨性突起，往下数5个这样的突起，就是第5胸椎棘突，棘突下左右各旁开2指宽即是。

拔罐原理： 散发心室之热。改善精神萎靡等症。

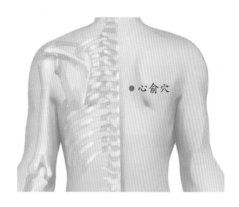

肾俞穴

位置： 位于腰部，第2腰椎棘突下，后正中线左右各旁开1.5寸。

取穴窍门： 第2腰椎棘突下，左右各旁开2指宽即是。

拔罐原理： 外散肾脏之热。可补益精气，强壮腰膝。

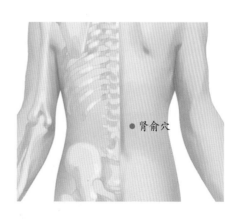

三阴交穴

位置： 位于小腿内侧，内踝尖上3寸，胫骨内侧缘后际。

取穴窍门： 让患者采取正坐姿势，内踝尖上方4指宽的地方，胫骨内侧缘后方即是。

拔罐原理： 健脾益血，调肝补肾。对治疗生殖系统疾病有较好的疗效。

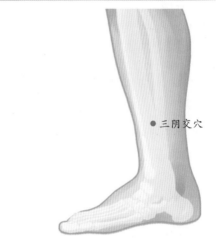

● 三阴交穴

关元穴

位置： 位于人体的下腹部，前正中线上，在肚脐下3寸。

取穴窍门： 采用仰卧姿势，肚脐正下方4指宽处即是。

拔罐原理： 固本培元，补益下焦。可以培补元气，改善阳痿等症。

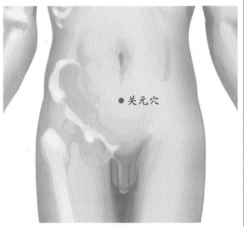

● 关元穴

气海穴

位置： 位于下腹部，前正中线上，在肚脐正中下1.5寸。

取穴窍门： 下腹部，前正中线上，神阙下2横指处。

拔罐原理： 培补元气，益肾固精。对阳痿的治疗有一定的作用。

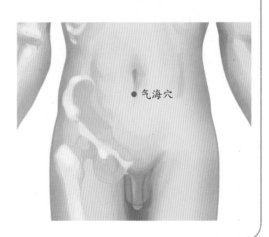

● 气海穴

◗ 拔罐方法一

1. 让患者选取合适体位，分别选取肾俞穴、气海穴、关元穴、三阴交穴。
2. 点燃蘸着 95% 酒精的棉花，将其伸入玻璃罐具中旋绕数周后立即取出。
3. 迅速将罐具吸拔在以上这些穴位上，留罐 20 分钟。或用抽气罐吸拔上述穴位，留罐 20 分钟。
4. 每日或隔日治疗 1 次，10 次为 1 个疗程。

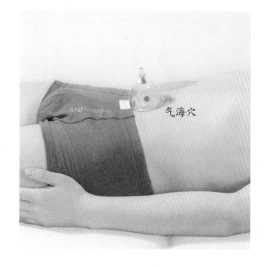

气海穴

◗ 拔罐方法二

1. 让患者选取合适体位，分别选取心俞穴、肾俞穴、命门穴。
2. 点燃蘸着 95% 酒精的棉花，将其伸入玻璃罐具中旋绕数周后取出。
3. 迅速将罐具吸拔在以上这些穴位上，留罐 15 分钟。或用抽气罐吸拔上述穴位，留罐 15 分钟。
4. 每日治疗 1 次，10 次为 1 个疗程。

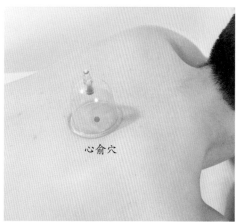

心俞穴

◐ 小偏方　疗效佳

1. 患者平时可以多食用一些牛肉和甲鱼，它们具备一定的壮阳功效，长期食用能够起到滋补壮阳的效果，有助于改善阳痿的症状。
2. 取丹参 60 克，红花 15 克，用白酒 500 克浸泡，每天饮用一到两杯即可。此偏方有助于补虚助阳，治疗阳痿。

秃顶

固本培元，益肾壮阳

秃顶是指头发脱落或者全部脱落的脱发症状，秃顶多见于男性，其致病因素一般是头皮血液循环不足、内分泌异常、免疫功能低下、精神紧张等引起的。中医认为毛发的营养来源于血液，而脾胃是气血生化之源，肝则是贮血之地，脏腑失调就会导致秃顶症状的出现。

◗ 症状表现

头发稀少甚至全部脱落，头发枯燥开叉，颜色泛黄，缺乏营养。

◗ 未病先防痛苦少

1. 经常按摩头部，促进头部血液循环，从而促进头发的生长。
2. 不要使用强碱性的洗发水，以免伤害头皮和头发。
3. 保持心情乐观舒畅，减少负面情绪和心理压力。
4. 注意劳逸结合，不要过度劳累。

◗ 拔罐穴位

太溪穴、关元穴、中脘穴、肝俞穴、肾俞穴、脾俞穴。

◗ 穴位解析

太溪穴

位置： 位于足内侧，内踝尖与跟腱之间的凹陷处。

取穴窍门： 患者取正坐位，足内踝尖与跟腱之间的凹陷处即是。

拔罐原理： 清热益气。可用于治疗肾气不固引起的脱发。

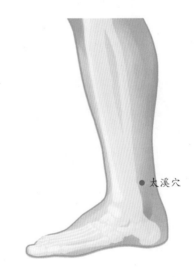

● 太溪穴

关元穴

位置： 位于人体的下腹部，前正中线上，在肚脐下3寸。

取穴窍门： 采用仰卧姿势，肚脐正下方4指宽处即是。

拔罐原理： 固本培元，补益下焦。对肾虚引起的脱发有较好疗效。

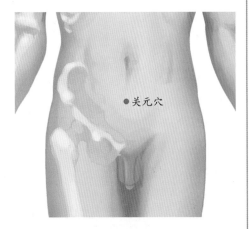

中脘穴

位置： 在腹部前正中线上，肚脐上方4寸。

取穴窍门： 仰卧取穴，从肚脐中心向上量4寸即是。

拔罐原理： 调和脏腑，和胃健脾，促进脾胃的运化，预防脾虚引起的脱发。

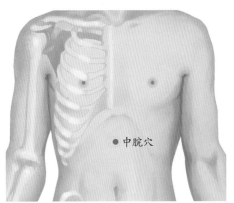

肝俞穴

位置： 位于背部，在第9胸椎棘突下，后正中线左右各旁开1.5寸。

取穴窍门： 低头找到颈部后面最高的骨性突起，往下数9个这样的突起，即为第9胸椎棘突，棘突下左右各旁开2指宽即是。

拔罐原理： 疏肝理气，散发肝脏之热。调和全身气血，调理内分泌，预防脱发。

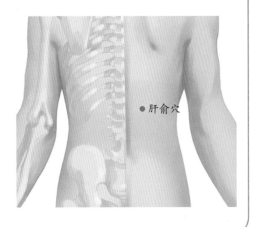

肾俞穴

位置： 位于腰部，第2腰椎棘突下，后正中线左右各旁开1.5寸。

取穴窍门： 第2腰椎棘突下，左右各旁开2指宽即是。

拔罐原理： 益肾壮阳，强腰利水。增加肾脏的血流量，改善肾功能，缓解肾虚所致的脱发。

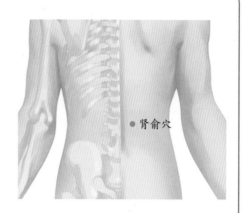

● 肾俞穴

脾俞穴

位置： 在背部，当第11胸椎棘突下，后正中线左右各旁开1.5寸。

取穴窍门： 两侧肩胛骨下缘的连线与脊柱相交处为第7胸椎，向下数4个突起下方左右各旁开2指宽的位置即是脾俞穴。

拔罐原理： 调和脾胃，利湿升清。对防治脾虚引起的脱发效果较好。

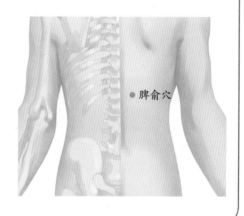

● 脾俞穴

拔罐方法一

1. 让患者选取合适体位，选取关元穴、太溪穴、中脘穴。
2. 将抽气罐吸拔在穴位上，留罐10～15分钟。
3. 每日或隔日1次，5次为1个疗程。

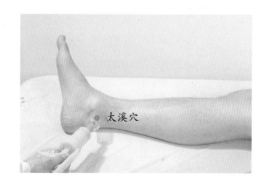

太溪穴

▶ 拔罐方法二

1. 让患者取俯卧位，选取肝俞穴、肾俞穴、脾俞穴。

2. 点燃蘸着 95% 酒精的棉花，将其伸入玻璃罐具之中旋绕数周后取出。

3. 迅速将罐具吸拔在穴位上，留罐 10 ～ 15 分钟。或用抽气罐吸拔上述穴位，留罐 10 ～ 15 分钟。

4. 隔日治疗 1 次，5 次为 1 个疗程。

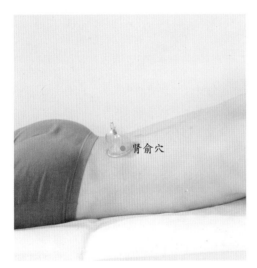

肾俞穴

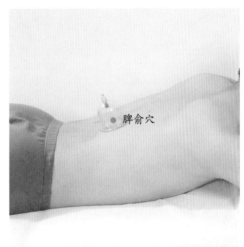

脾俞穴

⊙ 小偏方　疗效佳

1. 将生姜切成小片，然后将其放在头顶出现斑秃的地方反复擦拭，有助于刺激头发的生长。

2. 取 1 茶匙蜂蜜，1 个生鸡蛋的蛋黄，1 茶匙的蓖麻油，2 茶匙的洗发水，适量的葱头汁，将它们搅拌在一起，然后均匀地涂抹在头皮上，戴上塑料浴帽，用一条温热的毛巾敷在帽子上面，一两个小时之后，再用洗发水将头皮洗干净。坚持一段时间之后，头发稀疏的状况就会得到改善。

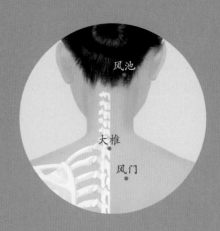

风池

大椎

风门

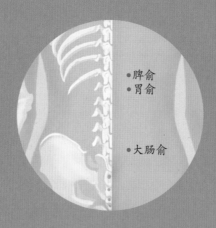

脾俞
胃俞

大肠俞

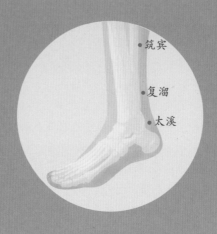

筑宾

复溜

太溪

第 8 章

内调外养，
消除常见女性病

拔罐可以使很多妇科疾病得到缓解，经常受妇科病困扰的女性朋友，可以将拔罐作为首选，按照本章介绍的方法去尝试，就能早日摆脱疾病的束缚。

月经不调

调理气血，固本调经

月经不调也叫月经失调，是指女性月经的周期、经期、经色、经量等发生异常并伴有其他病症的一种常见疾病。该病多发于青春期少女以及生活不规律的女性，情绪异常、过度劳累、节食、嗜烟酒等都可能引起月经不调。

▶ 症状表现

经期延长，月经提前或者延后，月经先后不定期，月经过多或者过少，经色不正常。患者通常伴有全身乏力，面色苍白，畏寒畏冷，头昏脑涨，心烦易怒，痛经等症状。

▶ 未病先防痛苦少

1. 多食用富含铁和维生素 C 的食物，富含铁的食物有动物血和肝脏，黑木耳，大豆等，富含维生素 C 的食物有甘蓝、草莓、猕猴桃等。

2. 饮食尽量清淡一些，忌食辛辣刺激的食物。

3. 注意防寒保暖，尽量避免淋雨和涉水，最好不要喝冷饮，也不要游泳。

▶ 拔罐穴位

三阴交穴、关元穴、肾俞穴、血海穴、归来穴。

▶ 穴位解析

三阴交穴

位置：位于小腿内侧，内踝尖上3寸，胫骨内侧缘后际。

取穴窍门：让患者采取正坐姿势，内踝尖上方4指宽的地方，胫骨内侧缘后方即是。

拔罐原理：疏肝理气，活血化瘀。是治疗妇科疾病的主要穴位。

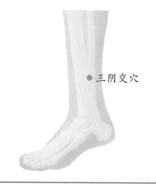

● 三阴交穴

关元穴

位置： 位于人体的下腹部，前正中线上，在肚脐下3寸。

取穴窍门： 采用仰卧姿势，肚脐正下方4指宽处即是。

拔罐原理： 固本培元，补益下焦。阳气的发源地，能温阳祛寒，缓解经期不适。

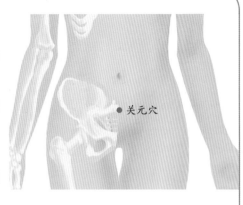
●关元穴

肾俞穴

位置： 位于腰部，第2腰椎棘突下，后正中线左右各旁开1.5寸。

取穴窍门： 第2腰椎棘突下，左右各旁开2指宽即是。

拔罐原理： 外散肾脏之热。有理气镇痛、舒筋活络的作用，可减轻痛经。

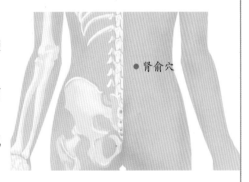
●肾俞穴

血海穴

位置： 在大腿内侧，髌底内侧缘上2寸，在股内侧肌隆起处。

取穴窍门： 正坐屈膝，以左手掌伏于患者右膝上，拇指与其他四指成45°角，拇指指尖所按穴位即是。

拔罐原理： 化血为气，运化脾血。具有活血化瘀、通络止痛的作用，能够改善月经不调的症状。

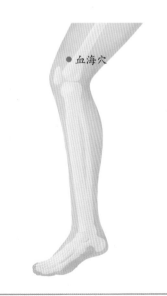
●血海穴

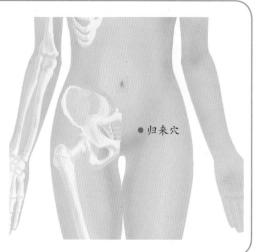

归来穴

位置： 位于人体下腹部，在肚脐下4寸，前正中线左右各旁开2寸。

取穴窍门： 让患者取正坐姿势，肚脐正下方4寸，然后左右各旁开3指宽处即是。

拔罐原理： 传输胃经下行经水，散化冲脉外传之热。可有效治疗月经不调等症。

▷ 拔罐方法一

1. 患者采取合适体位，选取肾俞穴、关元穴、三阴交穴、归来穴。

2. 点燃蘸着95%酒精的棉花，将其放入玻璃罐具内旋绕数周，然后抽出棉花。

3. 迅速将罐具吸拔在以上这些穴位上，留罐15分钟。

4. 每日或隔日1次，10次为1个疗程。

▷ 拔罐方法二

1. 让患者取仰卧位，对关元穴和血海穴进行常规消毒。

2. 用消过毒的三棱针点刺这两个穴位3～5下，以皮肤潮红或微微出血为度。起针后，对穴位进行消毒。

3. 点燃蘸着95%酒精的棉花，将其伸入玻璃罐具中旋绕数周后取出。然

后将罐体吸拔在针刺的穴位上，留罐10～15分钟。或用抽气法将抽气罐吸拔在针刺的穴位上，留罐10～15分钟。

4. 每隔1日进行1次。

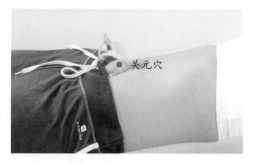

关元穴

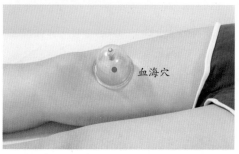

血海穴

痛经

活血调经，减轻疼痛

痛经是指经期前后或行经期间出现下腹部及腰部疼痛，并伴有全身不适的女性常见疾病，严重者影响日常生活和工作。其主要症状是腹部疼痛、面色苍白、恶心、呕吐、全身或下腹部畏寒、出汗、大便频繁，剧痛时会发生虚脱。痛经发生的原因很多，必要时应去医院做妇科检查。同时应注意经期卫生，避免精神刺激，防止受凉和避免食用辛辣、生冷食物等。

◗ 症状表现

经期或行经前后，周期性小腹疼痛或伴有腹部和乳房胀痛，或痛至腰骶部位，甚至面色苍白、恶心呕吐、剧痛晕厥。

◗ 未病先防痛苦少

1. 注意经期卫生，经前期及经期少吃生冷和辛辣等刺激性强的食物。
2. 尽量少吃甜食、油炸类等，多吃蔬菜、水果、鸡肉、鱼肉，并尽量少食多餐。

3. 在月经前及经期，增加钙及镁的摄入量。
4. 远离咖啡、茶、可乐等含咖啡因的饮料。
5. 尽量不喝酒，如果要喝，要限制在 1～2 杯之间。
6. 使身体保持温暖，避免受凉。
7. 消除对月经的紧张、恐惧心理，解除思想顾虑，心情要愉快。可以适当参加运动，但要注意休息。

◗ 拔罐穴位

三阴交穴、关元穴、地机穴、血海穴、太冲穴、足三里穴。

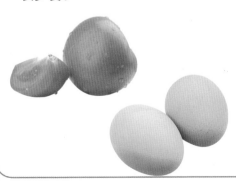

◗ 穴位解析

关元穴

位置： 位于人体的下腹部，前正中线上，在肚脐下3寸。

取穴窍门： 采用仰卧姿势，肚脐正下方4指宽处即是。

拔罐原理： 固本培元，补益下焦。能够调理女性整体状态，可改善痛经、腹泻等症状。

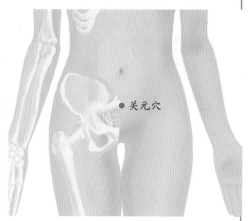

关元穴

三阴交穴

位置： 在小腿内侧，当内踝尖上3寸，胫骨内侧缘后方。

取穴窍门： 正坐屈膝成直角，找到足内踝尖，向上取3寸与胫骨内侧后缘相交处即为三阴交穴。

拔罐原理： 健脾益血，调肝补肾。调节肝、脾、肾三脏，达到气血流通、经气畅行的效果。

地机穴

位置： 在小腿内侧，阴陵泉穴下3寸，胫骨内侧缘后际。

取穴窍门： 小腿内侧，从膝关节往下摸，至胫骨内侧髁下方凹陷处，往下量3寸即是地机穴。

拔罐原理： 健脾渗湿，调经止带。可减轻经期疼痛症状。

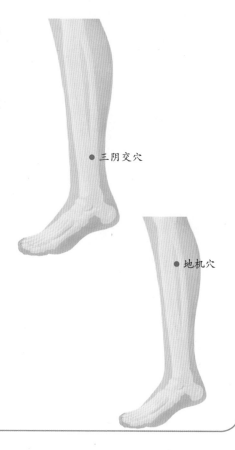

三阴交穴

地机穴

血海穴

位置：在大腿内侧，髌底内侧缘上2寸，在股内侧肌隆起处。

取穴窍门：正坐屈膝，以左手掌伏于患者右膝上，拇指与其他四指成45°角，拇指指尖所按穴位即是。

拔罐原理：化血为气，运化脾血。改善子宫功能，起到活血调经的作用。

太冲穴

位置：位于足背侧，在第1、第2跖骨间，跖骨底结合部前方凹陷处。

取穴窍门：让患者取正坐姿势，从第1、第2跖骨的连接处向前摸，触及动脉搏动处即是。

拔罐原理：燥湿生风。加速血液循环，防治血瘀引起的痛经，快速缓解疼痛。

足三里穴

位置：在小腿前外侧，当犊鼻下3寸，距胫骨前缘1横指。

取穴窍门：髌骨下缘，髌韧带外侧凹陷处就是犊鼻穴，从犊鼻穴直下4横指，胫骨前缘外侧1横指处。

拔罐原理：提升免疫力，防病保健。可通经活络、补气活血，治疗痛经效果较好。

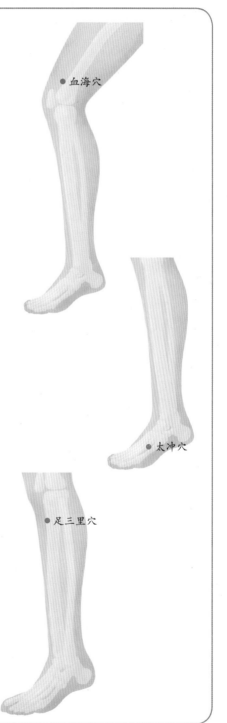

血海穴

太冲穴

足三里穴

◗ 拔罐方法一

1. 患者采取合适体位，选取血海穴、关元穴、三阴交穴、足三里穴。

2. 点燃蘸着95%酒精的棉花，将其放入玻璃罐具内旋绕数周，然后抽出棉花。

3. 迅速将罐具吸拔在以上这些穴位上，留罐15分钟。或用抽气罐吸拔以上穴位，留罐15分钟。

4. 每日或隔日1次，10次为1个疗程。

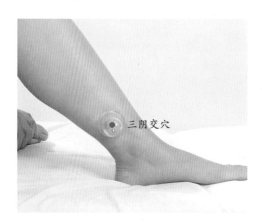
三阴交穴

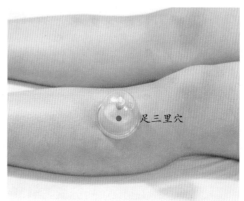
足三里穴

◗ 拔罐方法二

1. 让患者取仰卧位，选取地机穴和太冲穴。

2. 点燃蘸着95%酒精的棉花，将其伸入玻璃罐具中旋绕数周后取出。然后将罐体吸拔在这两个穴位上，留罐10～15分钟。或用抽气罐吸拔以上穴位，留罐10～15分钟。

3. 每隔1日进行1次。

➤ 小偏方 疗效佳

1. 将生姜3片、大枣5枚及适量红糖入锅加水熬煮服用，此汤可补血活血、驱寒暖胃，有效缓解痛经。但是，此方不适宜于湿热蕴结型痛经患者。

2. 取250克粗盐放锅内炒热，用布包好，温熨脐部及小腹部，每日3次，每次热敷20~30分钟。在痛经开始时使用，至疼痛消失为止。

乳腺增生

消痛止痒，缓解疼痛

乳腺增生是一种主要由于内分泌失调所引起的乳房疾病，特点在于乳腺上皮和纤维结缔组织的增生，在结构、数量及组织形态上表现出异常。中医认为肝脾受损容易诱发乳腺增生。

◗ 症状表现

乳房疼痛肿胀，并出现肿块，乳头自发溢液，容易心烦易怒，月经失调。

◗ 未病先防痛苦少

1. 多吃蔬菜和水果，忌食辛辣刺激的食物以及容易加重病情的发物，如带鱼、虾、芥菜等。
2. 日常生活要有规律，注意劳逸结合，保持内分泌的平衡。
3. 患者要保持心情舒畅，不要有太大的心理压力。

◗ 拔罐穴位

屋翳穴、肝俞穴、膻中穴、三阴交穴、内关穴。

◗ 穴位解析

屋翳穴

位置： 位于胸部，第2肋间隙，前正中线左右各旁开4寸。

取穴窍门： 患者取仰卧位，锁骨中线上第2肋间隙处即是。

拔罐原理： 涤痰通络，疏肝解郁。与膻中等穴位配合治疗乳腺增生。

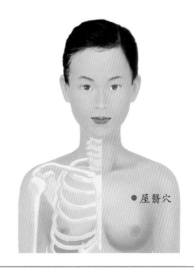

● 屋翳穴

肝俞穴

位置： 位于背部，在第9胸椎棘突下，后正中线左右各旁开1.5寸。

取穴窍门： 低头找到颈部后面正中的骨性突起，往下数9个这样的突起，即为第9胸椎棘突，棘突下左右各旁开2指宽即是。

拔罐原理： 疏肝理气，散发肝脏之热，缓解乳腺增生引起的疼痛。

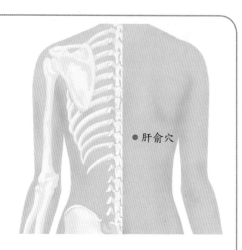

膻中穴

位置： 在胸部，身体前正中线上，横平第4肋间隙。

取穴窍门： 仰卧位，两乳头连线的中点即是。

拔罐原理： 活血通络，宽胸理气。对乳腺疾病有较好的治疗作用。

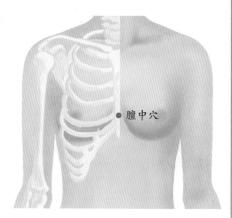

三阴交穴

位置： 位于小腿内侧，内踝尖上3寸。

取穴窍门： 让患者采取正坐姿势，小腿内踝尖上方4指宽的地方，胫骨内侧缘后方即是。

拔罐原理： 健脾益血，调肝补肾。是治疗妇科疾病的首选要穴，可有效治疗乳腺增生。

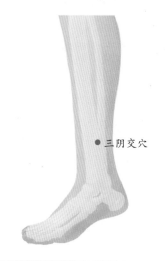

内关穴

位置： 位于人体前臂前区，腕掌侧远端横纹上2寸，在桡侧腕屈肌腱和掌长肌腱之间。

取穴窍门： 掌心向上，手腕放平，远端腕横纹上2寸，两肌腱之间的凹陷处即是。

拔罐原理： 调节脏腑，疏通经络。具有理气镇痛的作用，可减轻乳腺增生引起的疼痛。

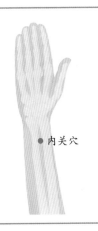

● 内关穴

▶ 拔罐方法一

1. 让患者取合适的体位，分别选取屋翳穴、膻中穴。

2. 点燃蘸着 95% 酒精的棉花，将其伸入玻璃罐具内旋绕数周，然后迅速取出。

3. 将罐具分别吸拔在穴位上，留罐10 ～ 15 分钟。或用于抽气罐操作，留罐 10 ～ 15 分钟。

4. 每日或隔日进行 1 次，10 次为 1 个疗程。

▶ 拔罐方法二

1. 让患者取合适的体位，分别选取肝俞穴和三阴交穴、内关穴。

2. 点燃蘸着 95% 酒精的棉花，将其伸入玻璃罐具内旋绕数周，然后迅速取出。

3. 将罐具分别吸拔在这两个穴位上，留罐 10 ～ 15 分钟。或用抽气罐操作，留罐 10 ～ 15 分钟。

4. 每日或隔日进行 1 次，10 次为 1 个疗程。

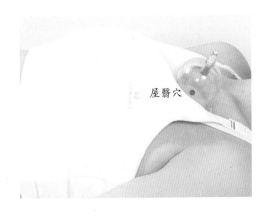

屋翳穴

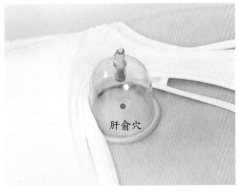

肝俞穴

产后缺乳

疏肝理气，疏通经络

产后缺乳是指产妇在哺乳期乳汁甚少或者是没有乳汁，不足以甚至是不能喂养婴儿的情况。乳汁过少往往是由乳腺发育较差引起的，产后出血过多或者情绪欠佳也会影响正常的乳汁分泌。中医认为产后缺乳是由气血虚弱、肝郁气滞、经络不畅所致。

▶ 症状表现

气血虚弱型： 乳汁甚少或全无，乳汁清稀，乳房柔软无胀痛，面色少华，头晕乏力，脉象虚弱，舌淡，苔薄白。

肝郁气滞型： 乳汁甚少或全无，乳房胀痛，胸胁胀闷，食欲下降，舌淡红，苔薄黄。

▶ 未病先防痛苦少

1. 保证足够的睡眠，同时保持良好的情绪。
2. 补充足够的营养，多吃一些新鲜的蔬菜和水果，多喝汤水。
3. 适当多吃催乳的食物，比如说花生米、黄花菜、木耳、香菇等。
4. 哺乳时尽量先将一侧乳汁排空，这样有助于乳汁的分泌。

▶ 拔罐穴位

肝俞穴、膻中穴、乳根穴、期门穴、天宗穴。

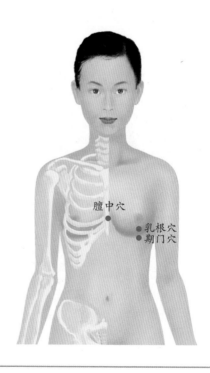

膻中穴

乳根穴
期门穴

▶ 穴位解析

肝俞穴

位置： 位于背部，在第9胸椎棘突下，后正中线左右各旁开1.5寸。

取穴窍门： 低头找到颈部后面最高的骨性突起，往下数9个这样的突起，即为第9胸椎棘突，棘突下左右各旁开2指宽即是。

拔罐原理： 疏肝理气，散发肝脏之热。缓解不良情绪，促进乳汁分泌。

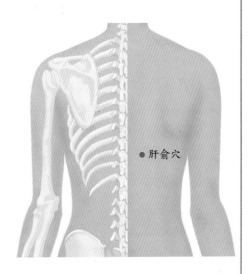

● 肝俞穴

膻中穴

位置： 在胸部，身体前正中线上，横平第4肋间隙。

取穴窍门： 仰卧位，两乳头连线的中点即是。

拔罐原理： 募集心包经气血，疏通经络。促进乳汁的分泌和排出。

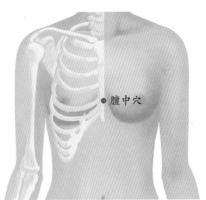

● 膻中穴

乳根穴

位置： 位于人体胸部，第5肋间隙，前正中线旁开4寸。

取穴窍门： 取正坐姿势，乳头正下方，第5肋间隙处即是。

拔罐原理： 燥化脾湿。疏通局部气血，促进乳汁分泌。

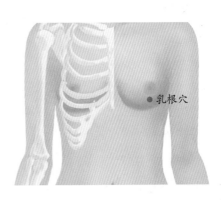

● 乳根穴

期门穴

位置： 位于人体胸部，第6肋间隙，前正中线旁开4寸。

取穴窍门： 患者取正坐姿势，在第6肋骨间隙，乳头正下方。

拔罐原理： 健脾疏肝，理气活血。促进血液循环，缓解胸胁胀闷等症，促进乳汁的分泌。

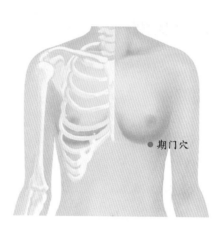

天宗穴

位置： 在人体的肩胛部，肩胛冈中点与肩胛骨下角连线上1/3与下2/3交点凹陷中。

取穴窍门： 处在冈下窝的中央凹陷处，和第4胸椎相平。

拔罐原理： 理气通络，生发阳气。刺激乳腺，增加乳汁分泌。

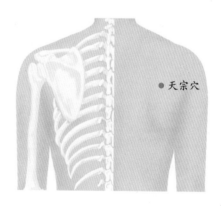

◗ 拔罐方法一

1. 让患者取合适体位，对肝俞穴、期门穴、膻中穴、乳根穴、天宗穴进行常规消毒。

2. 用消过毒的三棱针叩刺以上这些穴位，以微出血为度。

3. 点燃蘸着 95% 酒精的棉花，将其伸入玻璃罐具中旋绕数周后取出。

4. 将罐具分别吸拔在上述穴位上，留罐 10～15 分钟。或用抽气罐吸拔上述穴位，留罐 10～15 分钟。起罐后，对穴位进行消毒处理。

5. 每日或隔日进行 1 次，3 次为 1 个疗程。

◗ 拔罐方法二

1. 患者取合适体位，选取肝俞、膻中、期门这 3 个穴位。

2. 点燃蘸着 95% 酒精的棉花，将其伸入玻璃罐具中旋绕数周后取出。

3. 将罐具分别吸拔在这些穴位上，留罐 20 分钟。或用抽气罐吸拔上述穴位，留罐 20 分钟。

4. 每日或隔日进行 1 次，5 次为 1 个疗程。

5. 每日治疗 1 次。

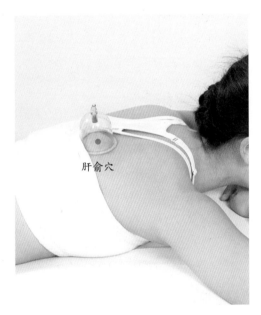

肝俞穴

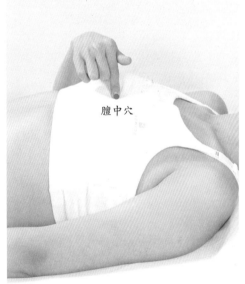

膻中穴

◉ 小偏方　疗效佳

1. 取猪蹄一只，黄豆60克，黄花菜30克。将猪蹄洗净后剁成碎块，然后将它和黄豆、黄花菜放在锅里一起煮烂，烂熟之后加入适量的油、盐和其他调味品。产妇每2～3天吃1次，连续吃上3次，就会起到滋阴补血、催生乳汁的效果。

2. 鲫鱼肉200克和花生米100克分别洗净，放入锅内，加适量清水同煮，待花生和鲫鱼熟烂时，用少量盐调味食用，每日1次。常吃此菜可促进乳汁分泌。

更年期综合征

疏肝理气，调补气血

更年期综合征是指妇女在围绝经期，因为卵巢功能逐渐退化，雌激素分泌减少，而出现的以自主神经功能失调为主的一系列症候群。发病年龄通常在 45～55 岁之间。

◗ 症状表现

月经紊乱，头晕头痛，阵发性潮热，胸闷恶心，心烦易怒，心悸心慌，抑郁紧张，体重增加，失眠多虑，思想不集中，尿频尿急，腰背疼痛。

◗ 未病先防痛苦少

1. 心态要积极乐观，保持好的心情，正确看待更年期出现的一系列症状，不要产生心理负担。
2. 要加强营养的均衡摄入，摄入足量蛋白质及含钙丰富的食物。
3. 加强身体锻炼，多做一些户外运动，增强免疫力。
4. 多吃一些富含植物雌激素的食物，如大豆、坚果类、亚麻籽油等。

◗ 拔罐穴位

涌泉穴、肝俞穴、肾俞穴、足三里穴、心俞穴、内关穴。

◗ 穴位解析

涌泉穴

位置： 在足底中线前1/3、中1/3交界处，当屈足卷趾时，前脚掌凹陷处。

取穴窍门： 在足底，屈足卷趾时前脚掌最凹陷处即是。

拔罐原理： 开窍醒神、清利头目。可缓解头晕等更年期症状。

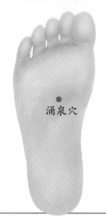

涌泉穴

肝俞穴

位置： 位于背部，在第9胸椎棘突下，后正中线左右各旁开1.5寸。

取穴窍门： 低头找到颈部后面最高的骨性突起，往下数9个这样的突起，即为第9胸椎棘突，棘突下左右各旁开2指宽即是。

拔罐原理： 疏肝理气，散发肝脏之热。可缓解更年期综合征引起的烦躁易怒、抑郁紧张等不良情绪。

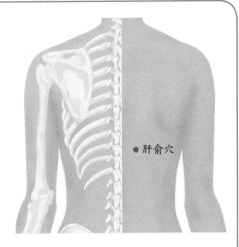

●肝俞穴

肾俞穴

位置： 位于腰部，第2腰椎棘突下，后正中线左右各旁开1.5寸。

取穴窍门： 第2腰椎棘突下，左右各旁开2指宽即是。

拔罐原理： 外散肾脏之热。可缓解尿频、腰痛等更年期症状。

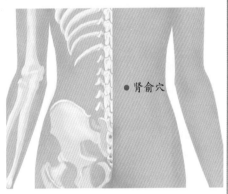

●肾俞穴

足三里穴

位置： 在小腿前外侧，当犊鼻下3寸，距胫骨前缘1横指。

取穴窍门： 髌骨下缘，髌韧带外侧凹陷处就是犊鼻穴，从犊鼻穴直下4横指，胫骨前缘外侧1横指处。

拔罐原理： 健脾和胃，调理中气。有利于调整更年期女性自主神经功能紊乱。

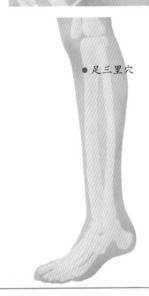

●足三里穴

心俞穴

位置： 位于背部，在第5胸椎棘突下，后正中线左右各旁开1.5寸。

取穴窍门： 低头找到颈部后面最高的骨性突起，往下数5个这样的突起，就是第5胸椎棘突，棘突下左右各旁开2指宽即是。

拔罐原理： 散发心室之热。具有宽胸理气、调养心脏的作用，可有效缓解更年期综合征引起的胸闷、心悸等症。

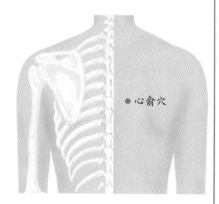

内关穴

位置： 位于人体前臂前区，腕掌侧远端横纹上2寸，在桡侧腕屈肌腱和掌长肌腱之间。

取穴窍门： 掌心向上，手腕放平，远端腕横纹上2寸，两肌腱之间的凹陷处即是。

拔罐原理： 调节脏腑，疏通经络。调整心律，舒缓心悸、胸闷症状，并疏通气血，使更年期综合征患者面色红润。

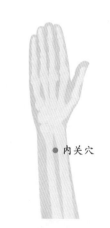

拔罐方法一

1. 让患者选择适合的体位，分别选取心俞穴、肝俞穴、肾俞穴、足三里穴、涌泉穴。
2. 点燃蘸着95%酒精的棉花，将其伸入玻璃罐具中旋绕数周后取出，然后将罐体吸拔在以上这些穴位上，留罐5～10分钟。
3. 每日治疗1次。

拔罐方法二

1. 让患者选择合适体位，分别选取肝俞穴、肾俞穴、内关穴。

2. 点燃蘸着 95% 酒精的棉花，将其伸入玻璃罐具中旋绕数周后取出，然后将罐体吸拔在以上这些穴位上，留罐 20 分钟。或者将抽气罐紧扣在以上穴位上，用抽气筒将空气抽出，留罐 20 分钟。

3. 每日治疗 1 次，5 次为 1 个疗程。

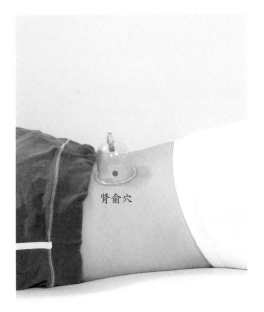

肾俞穴

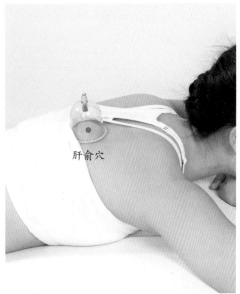

肝俞穴

小偏方　疗效佳

1. 患者可以每天晚上用热水泡脚，为了增强效果，还可以往热水中加入一些菊花、磁石，这样有助于改善更年期综合征症状。

2. 取合欢花（干品）30 克，粳米 50 克，红糖适量。将粳米洗净，与合欢花一同放入锅内，加适量水煮粥，食用前加红糖调味。每晚睡前 1 小时空腹温热食用。这道粥具有安神解郁、利水消肿等功效，能够缓解更年期易怒、烦躁、健忘、失眠等症。

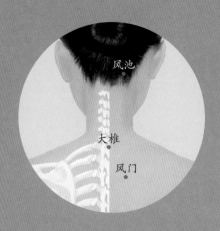

风池

大椎

风门

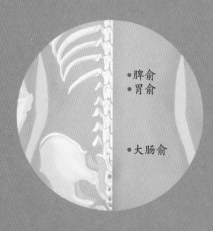

脾俞
胃俞

大肠俞

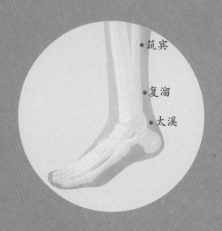

筑宾

复溜

太溪

第 9 章

补养气血，
恢复美丽容颜

拔罐能够有效地排毒，疏通经络，促进气血运行，增强免疫力，从而可以维护皮肤健康，保持美丽容颜。

皮肤粗糙

调理脏腑，益气活血

皮肤粗糙是由皮肤水油平衡失调、新陈代谢能力下降导致的，在日常生活中，皮肤粗糙与外界气候、遗传因素、工作环境、不良生活习惯、机体内分泌失调有关。

▷ 症状表现

皮肤干燥开裂，脸色晦暗无华，患者常常伴随着心烦易怒、口苦口干等症状。

▷ 未病先防痛苦少

1. 多吃富含维生素 A 的食物，如胡萝卜、香蕉等；多吃富含 B 族维生素的食物，如花生、核桃等。
2. 每天都要保证足够的水分摄入，确保皮肤不会缺失水分。
3. 做好皮肤的清洁工作，防止毛孔被堵塞，从而保证皮肤的吸水性。
4. 使用一些护肤产品，锁住肌肤的水分不流失。

▷ 拔罐穴位

肾俞穴、胃俞穴、肝俞穴、大肠俞穴、合谷穴、滑肉门穴。

▷ 穴位解析

肾俞穴

位置： 位于腰部，第2腰椎棘突下，后正中线左右各旁开1.5寸。

取穴窍门： 第2腰椎棘突下，左右各旁开2指宽即是。

拔罐原理： 外散肾脏之热。调节肾功能，培补元气，改善皮肤状况。

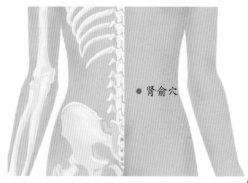

● 肾俞穴

胃俞穴

位置： 人体背部，第12胸椎棘突下，后正中线左右各旁开1.5寸。

取穴窍门： 先低头找到颈部后面最高的骨性突起，往下数12个这样的突起，就是第12胸椎棘突，棘突下左右各旁开2指宽即是。

拔罐原理： 外散胃腑之热。能够活络胃肠功能，使皮肤光滑细腻。

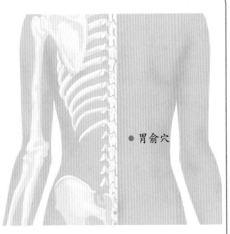

● 胃俞穴

肝俞穴

位置： 位于背部，在第9胸椎棘突下，后正中线左右各旁开1.5寸。

取穴窍门： 低头找到颈部后面最高的骨性突起，往下数9个这样的突起，即为第9胸椎棘突，棘突下左右各旁开2指宽即是。

拔罐原理： 疏肝理气，散发肝脏之热。调和全身气血，调理内分泌，提高新陈代谢功能。

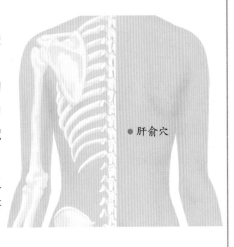

● 肝俞穴

大肠俞穴

位置： 在腰部，当第4腰椎棘突下，后正中线左右各旁开1.5寸。

取穴窍门： 取俯卧位，在第4腰椎棘突下，左右各旁开2指宽处取穴。

拔罐原理： 理气降逆，调理肠胃。调节肠道气血运转，具有排毒养颜的功效。

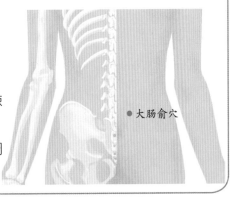

● 大肠俞穴

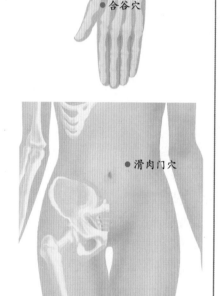

合谷穴

位置： 在手背，第2掌骨桡侧的中点处。

取穴窍门： 以一手的拇指指关节横纹，放在另一手拇指、食指之间的指蹼缘上，当拇指尖下是穴。

拔罐原理： 通经活络，清热解表。促进血液循环，增加面部气血，使皮肤光滑。

滑肉门穴

位置： 人体上腹部，在肚脐中上1寸，距离前正中线左右各2寸。

取穴窍门： 患者采取正坐姿势，在肚脐上1寸，前正中线上左右各旁开2寸处即是。

拔罐原理： 运化脾土。具有调理肠胃功能的作用，促进营养吸收，从根本上改善肤质。

▶ 拔罐方法一

1. 让患者采取俯卧姿势，选取胃俞穴、肝俞穴、肾俞穴、大肠俞穴。

2. 在这些穴位及其周边皮肤涂上凡士林，用闪火法或抽气法将罐具吸附住皮肤，一手抚罐底，一手抚罐体，然后在皮肤上沿着膀胱经上下左右来回滑动推拉，推拉5～7遍即可。

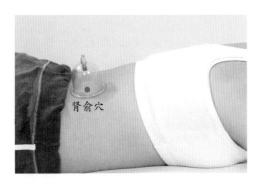

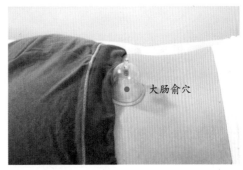

拔罐方法二

1. 让患者选择合适体位，选取滑肉门、合谷穴。

2. 点燃蘸着 95% 酒精的棉花，将其伸入罐具内旋绕数周，然后迅速抽出。

3. 将罐具吸拔在穴位上，留罐 15 ～ 20 分钟。或用抽气罐吸拔上述穴位，留罐
   15 ～ 20 分钟。

4. 每周 2 ～ 3 次，15 次为 1 个疗程。

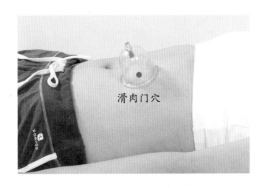

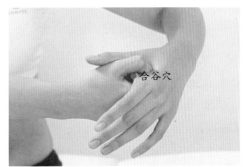

小偏方　疗效佳

1. 取新鲜的黄瓜一根，洗净后将其切成薄片，然后把薄片贴在皮肤上15~20分
   钟。因为黄瓜具有补水和收缩毛孔的作用，能够有效滋润皮肤，使皮肤变得
   细腻，对治疗皮肤粗糙很有效。

2. 将胡萝卜、黄瓜榨成汁，然后往汁水中加入适量的蜂蜜，患者每天饮用一
   杯，长期坚持下去可以让皮肤变得水润细腻有光泽。

面色晦暗

益气活血，祛斑养颜

面色晦暗是指面色黯淡，缺乏光泽，一般来说，面色晦暗分为白、黄、赤、青、黑这五种颜色，分别对应人体的五脏。人体脏腑出现功能失调等问题，就会在面部表现出来。

▶ 症状表现

皮肤暗淡，干燥，没有光泽，缺乏弹性，精神萎靡。

▶ 未病先防痛苦少

1. 注意面部卫生。
2. 不要吃辛辣、油腻、刺激的食物，多吃一些富含维生素的蔬菜和水果。
3. 合理安排作息时间，保证足够的休息时间。
4. 多做户外运动，可促进身体的血液循环，同时及时排除身体内堆积的毒素。

▶ 拔罐穴位

胃俞穴、脾俞穴、足三里穴、三阴交穴、肝俞穴、血海穴。

▶ 穴位解析

胃俞穴

位置： 人体背部，第12胸椎棘突下，后正中线左右各旁开1.5寸。

取穴窍门： 先低头找到颈部后面正中的骨性突起，往下数12个这样的突起，就是第12胸椎棘突，棘突下左右各旁开2指宽即是。

拔罐原理： 外散胃腑之热。通经活络，疏通肌肤细胞营养供应的渠道，使肌肤更白净。

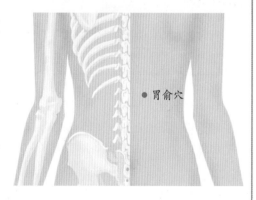

● 胃俞穴

脾俞穴

位置： 位于背部第11胸椎棘突下，后正中线左右各旁开1.5寸。

取穴窍门： 两侧肩胛骨下缘的连线与脊柱相交处为第7胸椎，向下数4个突起下方左右各旁开2指宽的位置即是脾俞穴。

拔罐原理： 散发脾脏之热。通经活血，调理脾胃，由内而外改善肤色。

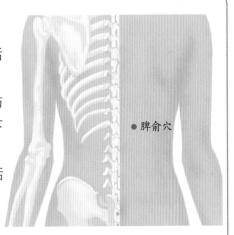

● 脾俞穴

足三里穴

位置： 在小腿前外侧，当犊鼻下3寸，距胫骨前缘1横指。

取穴窍门： 髌骨下缘，髌韧带外侧凹陷处就是犊鼻穴，从犊鼻穴直下4横指，胫骨前缘外侧1横指处。

拔罐原理： 防病保健，通经活络，扶正祛邪。能够调理脾胃，促进消化，排出毒素，对面部美白有很好的效果。

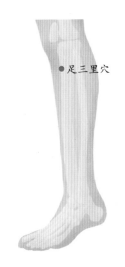

● 足三里穴

三阴交穴

位置： 位于小腿内侧，内踝尖上3寸，胫骨内侧缘后际。

取穴窍门： 让患者采取正坐姿势，内踝尖上方4指宽的地方，胫骨内侧缘后方即是。

拔罐原理： 健脾益血，调肝补肾。三阴交穴是足太阴脾经、足少阴肾经、足厥阴肝经交会的位置，能调理气血、祛除色斑。

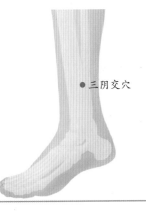

● 三阴交穴

肝俞穴

位置： 位于背部，在第9胸椎棘突下，后正中线左右旁开1.5寸。

取穴窍门： 低头找到颈部后面最高的骨性突起，往下数9个这样的突起，即为第9胸椎棘突，棘突下左右各旁开2指宽即是。

拔罐原理： 疏肝理气，散发肝脏之热。调和全身气血，调理内分泌，提高新陈代谢功能，避免面色晦暗。

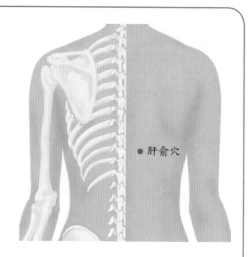

● 肝俞穴

血海穴

位置： 在大腿内侧，髌底内侧缘上2寸，在股内侧肌隆起处。

取穴窍门： 正坐屈膝，以左手掌伏于患者右膝上，拇指与其他四指成45°角，拇指指尖所按穴位即是。

拔罐原理： 化血为气，运化脾血。促进血液流通，减少色素沉着。

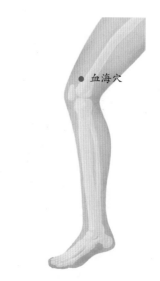

● 血海穴

拔罐方法一

1. 让患者选择合适体位，选取肝俞穴。
2. 选择大小合适的罐具，点燃蘸着95%酒精的棉花，伸入罐体燃烧，将罐体中的空气燃烧殆尽后，迅速吸拔在肝俞穴上，然后迅速起罐，接着再次将棉花放入罐体燃烧，重复以上的动作10余次。
3. 完成以上动作后，选取血海穴、足三里穴、三阴交穴。

4. 用蘸着 95% 酒精的棉花燃尽罐具内的空气，然后将罐具吸拔在这些穴位上，留罐 10 ～ 15 分钟。

5. 每日或隔日进行 1 次治疗，5 次为 1 个疗程。

◗ 拔罐方法二

1. 让患者选取合适的体位，选取脾俞穴、胃俞穴、三阴交穴。

2. 点燃蘸着 95% 酒精的棉花，将其伸入罐具内旋绕数周，然后迅速取出。

3. 将罐具分别吸拔在以上这些穴位上，留罐 10 ～ 15 分钟。或用抽气罐吸拔以上穴位，留罐 10 ～ 15 分钟。

4. 隔日 1 次，5 次为 1 个疗程。

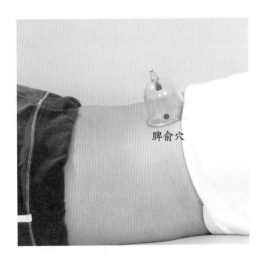

脾俞穴

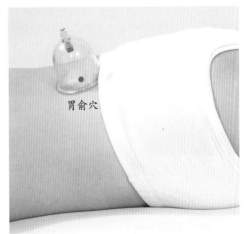

胃俞穴

◉ 小偏方　疗效佳

1. 洗脸的时候，可以在温水中滴入两滴食醋或者白醋，加醋洗脸能够起到一定的润肤美白效果。

2. 取 1 个苹果，将其洗净榨成苹果汁，然后在果汁中放入适量捣碎的甘草，患者可以将混合物以打圆圈的方式柔和均匀地涂抹在脸上，等到混合液在面部干燥后，就用凉水冲洗干净。经常使用这种方法，患者面部的色泽会变得光亮。

面部皱纹

健脾益血，祛皱美容

面部皱纹是指面部皮肤出现老化而导致萎缩起皱的现象，一般是面部皮肤缺水、表面脂肪减少、皮肤弹性下降的结果。皱纹往往随着年龄的增长而增多，是人体功能开始退化的标志之一。

▶ 症状表现

面部皮肤不平整，水分不足，缺乏光泽和弹性。

▶ 未病先防痛苦少

1. 经常锻炼身体，并且多做一些脸部按摩，使皮肤变得更加紧致。

2. 注意营养的均衡摄入，平时多吃一些富含维生素和矿物质的食物，防止皮肤老化。

3. 尽量不要在太阳底下暴晒，以免损伤皮肤。

4. 保持良好的心态，不要被负面情绪困扰，尽量保持轻松愉悦的状态。

5. 不要过度清洁面部，保证皮肤的屏障系统正常。

▶ 拔罐穴位

合谷穴、足三里穴、三阴交穴、涌泉穴、中脘穴、曲池穴。

▶ 穴位解析

合谷穴

位置：在手背，第2掌骨桡侧的中点处。

取穴窍门：以一手的拇指指关节横纹，放在另一手拇指、食指之间的指蹼缘上，当拇指尖下是穴。

拔罐原理：通经活络，清热解表。能促进血液循环，使面部气血充足，祛除皱纹及色斑。

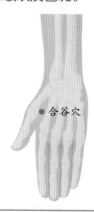
●合谷穴

足三里穴

位置： 在小腿前外侧，当犊鼻下3寸，距胫骨前缘1横指。

取穴窍门： 髌骨下缘，髌韧带外侧凹陷处就是犊鼻穴，从犊鼻穴直下4横指，胫骨前缘外侧1横指处。

拔罐原理： 通经活络，扶正祛邪。该穴属于足阳明胃经穴，足阳明胃经是多气多血之经，可使气血通畅，祛除面部皱纹。

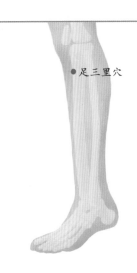
●足三里穴

三阴交穴

位置： 位于小腿内侧，内踝尖上3寸，胫骨内侧缘后际。

取穴窍门： 让患者采取正坐姿势，内踝尖上方4指宽的地方，胫骨内侧缘后方即是。

拔罐原理： 健脾益血，调肝补肾。增强卵巢功能，促进促性腺激素的分泌，使人保持年轻状态。

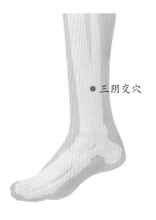
●三阴交穴

涌泉穴

位置： 足底第2、第3趾蹼缘与足跟连线的前1/3、中1/3交界处，当屈足卷趾时，前脚掌凹陷处。

取穴窍门： 在足底，屈足卷趾时前脚掌最凹陷处即是。

拔罐原理： 温经活血。改善肾功能，促进激素分泌，使新陈代谢旺盛，皮肤保持弹性。

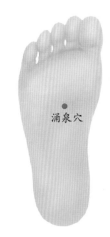
●涌泉穴

中脘穴

位置： 在腹部前正中线上，肚脐上方4寸。

取穴窍门： 仰卧取穴，从肚脐中心向上量4寸即是。

拔罐原理： 调理肠胃，促进消化。有通肠胃、助消化的功效，可防治皱纹过早出现。

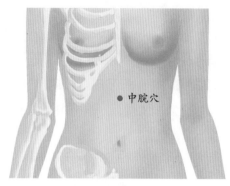

● 中脘穴

曲池穴

位置： 在肘区，尺泽与肱骨外上髁连线的中点处。

取穴窍门： 采取正坐姿势，屈肘，肱骨外上髁内缘凹陷处即是。

拔罐原理： 转化脾土之热。是手阳明大肠经的合穴，为大肠经经气最强盛之穴，有助于排出体内毒素。

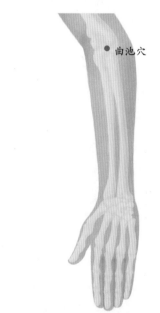

● 曲池穴

拔罐方法一

1. 让患者选择合适的体位，选取中脘穴、足三里穴、三阴交穴。

2. 点燃蘸着95%酒精的棉花，将其伸入罐具内旋绕数周，然后迅速抽出。

3. 将罐具吸拔在穴位上，留罐10～15分钟。

4. 隔日1次，5次为1个疗程。

▶ 拔罐方法二

1. 让患者采取仰卧的姿势，选取涌泉穴。

2. 选择大小合适的罐体，点燃蘸着95%酒精的棉花，伸入罐体燃烧，将罐体中的空气燃烧殆尽后，迅速吸拔在涌泉穴上，然后迅速起罐，接着重复以上的动作吸拔10余次。

3. 完成上述动作后，让患者采取侧卧的姿势，然后选取曲池、合谷两个穴位。

4. 点燃蘸着95%酒精的棉花，将其伸入罐具内旋绕数周，然后迅速抽出。将罐具吸拔在这两个穴位上，留罐10～15分钟。或用抽气罐吸拔这两个穴位，留罐10～15分钟。

5. 每日或隔日进行1次治疗，5次为1个疗程。

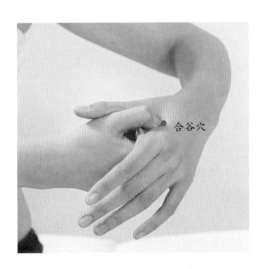
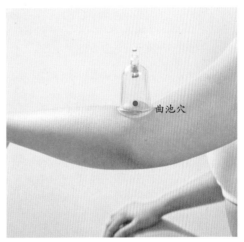

合谷穴　　　　　曲池穴

○ 小偏方　疗效佳

1. 读者可以每天坚持嚼口香糖，因为经常咀嚼可以活动面部肌肉，改善面部的血液循环。每天最好坚持咀嚼15~20分钟，几周之后，面部的皱纹会有所减少。

2. 食用鸡肉时将鸡骨留下，然后用这些鸡骨熬汤，因为鸡骨中含有丰富的胶原蛋白，经常喝鸡骨汤有助于消除皱纹，保持皮肤的细腻光滑。

肥胖

健脾除湿，调理肠胃

肥胖症是由于体内脂肪堆积过多而引发的一种慢性疾病。一般而言，当人体内热量的摄入量高于消耗量，造成体内脂肪合成增加，导致体重超过标准体重20%以上，就称为肥胖。肥胖一般分为轻度肥胖、中度肥胖和重度肥胖。

症状表现

轻度肥胖：身体微微发胖，体重超标部分超过标准体重20%~30%，一般无任何症状。

中度肥胖：身体发胖较明显，体重超标部分超过标准体重40%~50%，患者通常畏热多汗，容易疲劳，呼吸短促，容易出现心悸、腹胀、下肢浮肿等症状。

重度肥胖：身体严重发胖，体重超标部分超出标准体重50%以上，出现活动时气促、睡眠时打鼾等症状。

未病先防痛苦少

1. 每天要控制好总热量的摄入，不要食用高脂肪的食物，多吃蔬菜、水果和其他低脂肪食物。
2. 坚持锻炼身体，促进身体的新陈代谢。
3. 培养良好的生活习惯，饮食要有规律，不要在临睡前吃东西。

拔罐穴位

神阙穴、关元穴、足三里穴、天枢穴、阴陵泉穴、气海穴。

穴位解析

神阙穴

位置：位于人体腹中部，肚脐中央。

取穴窍门：采取坐位，肚脐中央即是。

拔罐原理：收降浊气。有调理肠胃、理气通络的功效，治疗肥胖症效果较好。

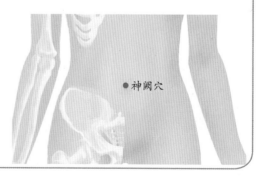

●神阙穴

关元穴

位置： 位于人体的下腹部，前正中线上，在肚脐下3寸。

取穴窍门： 采用仰卧姿势，肚脐正下方4指宽处即是。

拔罐原理： 固本培元，补益下焦。有通利肠胃、通经活络的功能，对治疗肥胖症有很好的疗效。

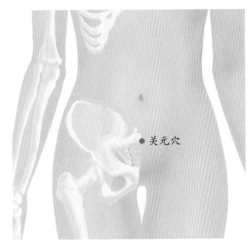

关元穴

天枢穴

位置： 位于人体上腹部，肚脐正中央旁开2寸。

取穴窍门： 采取正坐姿势，肚脐正中左右各旁开3指宽即是。

拔罐原理： 募集气血上输大肠经。有健脾除湿、荡涤肠腑的功效，可有效防治肥胖。

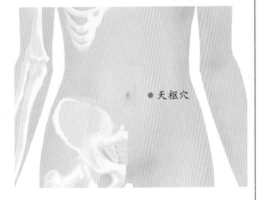

天枢穴

足三里穴

位置： 在小腿前外侧，当犊鼻下3寸，距胫骨前缘1横指。

取穴窍门： 髌骨下缘，髌韧带外侧凹陷处就是犊鼻穴，从犊鼻穴直下4横指，胫骨前缘外侧1横指处。

拔罐原理： 提升免疫力，调理肠胃通经活络。有调动脾胃功能、祛除痰湿的作用。

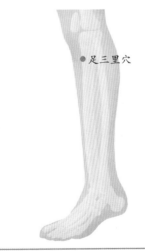

足三里穴

气海穴

位置： 位于下腹部，前正中线上，在肚脐正中下1.5寸。

取穴窍门： 下腹部，前正中线上，神阙下2横指处。

拔罐原理： 生发阳气，益气活血，有促进新陈代谢的功效，可调整内分泌功能，消除体内多余的脂肪。

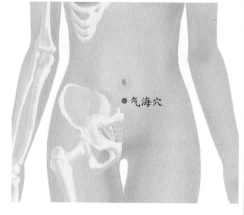

阴陵泉穴

位置： 在小腿内侧，在胫骨内侧髁下缘与胫骨内侧缘之间的凹陷中。

取穴窍门： 让患者取坐位，膝盖胫骨内侧髁下方凹陷处即是。

拔罐原理： 运行中焦，化解湿滞。具有清利温热、通经活络的作用，对减轻体重有较好的效果。

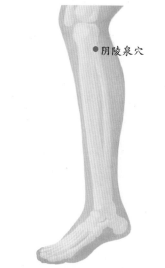

◗ 拔罐方法一

1. 取合适体位，选取阴陵泉穴、气海穴。
2. 点燃蘸着95%酒精的棉花，伸入玻璃罐具中燃烧，等到罐具内的空气燃烧殆尽后，立即取出棉花。
3. 将罐具吸拔在以上这些穴位上，留罐10～15分钟。
4. 隔日进行1次治疗，6次为1个疗程。

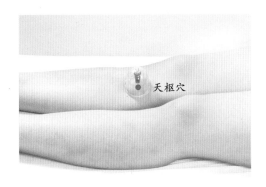

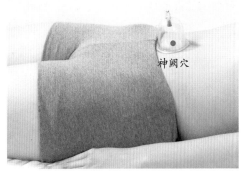

◗ 拔罐方法二

采用单纯闪罐法，对天枢穴、神阙穴、关元穴、足三里穴进行闪罐，每穴闪罐20～30次，每日1次，5次为1疗程。

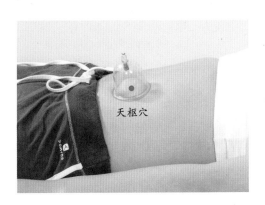

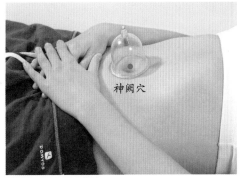

◯ 小偏方　疗效佳

1. 取冬瓜250克，植物油25克，葱花5克，盐1克。将冬瓜去皮后切成小块，然后放入油锅内翻炒，再加入盐，最后加入适量的水，冬瓜煮熟后放入葱花即可食用。常吃此菜对于肥胖的治疗有一定的帮助。

2. 患者取嫩黄瓜300克，洗净后切成薄片放入碗中，然后往里面加入适量的醋、盐、白糖，搅拌均匀后浇上麻油即可。经常食用这道醋黄瓜能够辅助治疗肥胖症。